冻龄

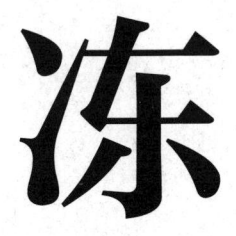

[美] 安东尼·尹 医学博士 著
Anthony Youn, MD

边杰 译
黄力文 审

YOUNGER FOR LIFE
Feel Great and Look Your Best with the New Science of Autojuvenation

电子工业出版社
Publishing House of Electronics Industry
北京·BEIJING

Copyright © 2024 Anthony Youn All rights reserved.

This edition arranged with Wendy Sherman Associates, Inc. arranged with Andrew Nurnberg Associates International Limited

本书中文简体字版授予电子工业出版社独家出版发行。未经书面许可，不得以任何方式抄袭、复制或节录本书中的任何内容。

版权贸易合同登记号　图字：01-2025-0803

图书在版编目（CIP）数据

冻龄 /（美）安东尼·尹（Anthony Youn）著；边杰译. — 北京：电子工业出版社，2025. 5. — ISBN 978-7-121-50002-2

Ⅰ . R339.34-49

中国国家版本馆CIP数据核字第2025BE8682号

责任编辑：于　兰
印　　刷：三河市良远印务有限公司
装　　订：三河市良远印务有限公司
出版发行：电子工业出版社
　　　　　北京市海淀区万寿路173信箱　邮编：100036
开　　本：880×1230　1/32　印张：10.25　字数：295千字
版　　次：2025年5月第1版
印　　次：2025年7月第2次印刷
定　　价：78.00元

凡所购买电子工业出版社图书有缺损问题，请向购买书店调换。若书店售缺，请与本社发行部联系，联系及邮购电话：（010）88254888，88258888。

质量投诉请发邮件至zlts@phei.com.cn，盗版侵权举报请发邮件至dbqq@phei.com.cn。

本书咨询联系方式：QQ1069038421，yul@phei.com.cn。

真实好评

以下信息来自尝试过 Younger for Life 计划的真实用户。

"说实话,我真的很惊讶。我简直不敢相信这给我带来了如此全面的好处。照镜子时我不再畏畏缩缩了。我也很喜欢这种感觉,没有任何限制。"

——B.C.,53岁

"我的脸非常光滑,一整天都感觉很水润,这是我一直苦苦追求的。我的胸部和双手也发生了巨大的变化!"

——A.R.,54岁

"几周后我的朋友们就注意到我的皮肤有所改善,看起来更年轻、更有光泽了。他们很惊讶我没有化妆,竟能有一张如此清丽的脸!"

——S.A.,44岁

"完成为期3周的自体年轻化启动程序后,我的脸看起来更饱满了,眼周的黑眼圈也变淡了。我脸色更红润,细纹也减少了。丈夫说我的皮肤看起来好了很多!在开始这个项目的8天内,就有两个人主动说我的脸看起来好极了!"

——L.F.,59岁

"我得到了积极的评价,说我看起来棒极了,我的脸也变得光彩照人!自体年轻化启动程序让我养成了健康的习惯。"

——P.B.,56岁

"听了安东尼·尹医生的建议,我感觉我的皮肤变更光滑了,精力也更加充沛,我知道我正在为我的健康和外貌做正确的事!"

——D.A.,46岁

推 荐 序

这本书2024年在海外亚马逊书店为同品类最畅销图书，书原名是Younger for Life，副书名是Feel Great and Look Your Best with the New Science of Autojuvenation。刚看到封面上作者安东尼·尹那意气风发的样子，我的第一感觉是，他一定是一位冻龄理念的成功践行者。我不喜欢未老先衰的专家谈长寿，也不喜欢一身疾患的医生告诉大家如何变得健康，而当我得知安东尼·尹是一名在TikTok、YouTube、Facebook拥有百万健康追随者（粉丝）的医生，并出版过两本畅销书 The Age Fix（《缝合》）和 Playing God（《扮演上帝：现代外科医生的演变》）时，我默默地关注了他。

追求长寿和美是人类的崇高愿望，健康的长寿可以让自己成为家庭最有责任感的人，不给别人添麻烦；而美不仅给自己增添生活的自信心，更给周边的人带来赏心悦目的感觉。

我接触的大多数人并不知道什么是美，他们更多地认为，美就是精致的五官和其恰到好处的位置。不少人将舞台上、电影中的俊男美女作为美的标准，花重金奔赴邻国去打造明星面容，其实这些行为完全是踏入了误区。

其实，年轻和美首先是一种积极的生活心态，像尹医生那样拥有自信的笑容，然后通过学习建立丰厚的相关知识，才有能力提升自身健康和改善皮肤状态，实现逆转衰老，让时光倒流。

我相信很多爱美和追求健康的人会喜欢这本书，尹医生在书里为读者和愿意实践健康和美的人做了循序渐进的指导，从促进自身活力的抗衰饮食，到2分钟年轻5岁的快捷高效的护肤方法，再到能从细胞层面逆转衰老的生活方式，包括睡眠、运动、冥想、头发和牙齿护理等。很多想通过手术摆脱天生容貌的人一定想知道最先进的微创技术，包括肉毒素、填充剂、微针、化学换肤、溶脂等，作为美国著名的外科整形医生，作者在本书中也会给出最新的介绍。

读这本书会帮你了解更多知识，掌握如何在增龄的人生路上踩住刹车，减速缓行。

金锋

东京大学人类学博士

中国科学院教授

肠脑心理学实验室研究员

前　　言

你到底多大了？

我属于"婴儿潮一代"。

实际上，我并非传统意义上的"婴儿潮一代"，因为通常所说的"婴儿潮一代"是指在1946年至1964年间出生的人。严格来说，我属于"X世代"（出生于1966年至1980年的人），但年轻人，尤其是我在社交媒体上的粉丝，更喜欢称呼我为"婴儿潮一代"，因为在他们看来我显得较为年长。对他们而言，"婴儿潮一代"是一个*年轻*人用来指代老年人的词汇——那些年纪较大，因此可能对现代生活不太了解的人。

我不喜欢在我的社交媒体账号上被侮辱，所以我已经屏蔽了任何包含"婴儿潮一代"这个词汇的评论。我不喜欢别人提醒我的年龄，以及我不再被认为是"年轻医生"的事实。请注意，我用斜体强调了"*年轻*"和"*老*"这两个词，因为这两个词的含义已经发生了变化。

既然你拿起了这本书，我假设你知道，你心目中的老是什么样的感觉。无论是外表、态度还是精力,无论你是即将30岁、50岁,甚至90岁,总有些东西发生了变化。

如果你的年龄在二三十岁,你或许已经察觉到,经历了一个放纵的夜晚之后,你的皮肤不再像以往那样迅速恢复弹性。你可能已经步入三十多岁,开始注意到眉间出现的川字纹、眼角的鱼尾纹,甚至发现几根白发,你开始思考是否有可能逆转这些岁月的痕迹。或许你和我一样,正处在四五十岁的阶段,开始注意到颈部皮肤的松弛,以及活力的减退。又或者你已经六十多岁或七十多岁,正在寻找保持年轻外表的秘诀——或者至少,找回曾经年轻时的感觉。

无论你是谁,无论你的年龄多大,如果衰老问题曾在你脑海中一闪而过,或者一直压在你心头,本书都能为你提供解决方案。

尽管我视衰老为一种幸福(毕竟,别无选择),但当面对镜子时,发现自己不再拥有渴望的青春,这确实不是一件令人愉快的事。若察觉自己的步伐逐渐迟缓,或感觉内心不再如往昔般充满活力,这可能会令人沮丧。

然而,你真的能对衰老做些什么吗?你真的能从内到外重拾青春的活力吗?你能否逆转那不可避免的衰退过程?显然,这是不可能的。

或许……你真的可以?

我相信,在很多方面,是的,你可以通过阻止甚至逆转导致我们都非常熟悉的衰老迹象的过程,让自己看起来和感觉一直很年轻。我把其称为自体年轻化,这也是本书的主题。我将向你展示一些简单的方法，鼓励你的身体启动自体年轻化过程，让恢复年轻几乎成为一种自动行为。当你执行 Younger for Life 计划时，你会激发你的自体年轻化能力，让你看起来更年轻，感觉更年轻。

你拿起这本书，就意味着你不会任由衰老发生在你身上。有了这本书，你可以控制衰老的速度，让自己自动恢复年轻。

当然，我并不是指时光倒流。我深知无法重返20岁或30岁的年华，坦率地说，我也不愿意重温那些充满不确定性的岁月。一旦跨越了那些人生里程碑，便无法再回到过去。然而，如果衰老主要是由环境和生活方式的损害引起的（这确实是事实），我们完全有能力延缓衰老，甚至在衰老真正开始之前，逆转导致衰老的过程。我们可以在感觉、外貌和行为上回归往昔，同时保持岁月赋予我们的智慧，以及更优质、更健康的生活方式（这些内容，你将在本书中找到）。

要扭转生活方式造成的早衰，并不需要时光机、特效药，甚至不需要整形手术（我是一个整形医生）。你只需要做一些与众不同的事情。

人类注定会经历衰老。只要时间的流逝不可避免，衰老就不可避免。然而，我们不应该以大多数人目前的方式去衰老。我认为我们已经遗忘了自然衰老的本来面貌。我们不应该在生命的终点到来之前就逐渐衰老，忍受多年的痛苦、疾病和残障。衰老不应该让人感到痛苦。这既不正常，也不是不可避免的。

你完全有能力掌控那些导致大多数人提前、非自然衰老的关键因素。一旦你掌握了正确的饮食方法、皮肤保养技巧，并为身体提供恰当的营养、实施有效的压力管理和保持年轻的心态，你实际上可以减缓，甚至停止或逆转许多导致早衰的过程。我所指的是炎症、胶原蛋白降解、由于阳光和污染以及有害化学物质暴露导致的氧化应激、慢性压力、营养不良和我所说的旧思维。

在本书中，我将向你讲述：

- 如何对食物的质量、进食时间和进食量做更加精准的选择；
- 如何以不同的方式保养皮肤，让皮肤恢复到几年前的样子；
- 如何学会接受一个更年轻的生活方式、态度、动力和习惯。

相信我，逆转衰老永远不会太晚。如果你注意到那些烦人的衰老迹象刚刚开始出现，那么你完全有可能大幅度减缓它们的发展。让我们一起战胜衰老吧！

由于我每天都在治疗那些忧虑衰老的病人，我深知他们的焦虑，并理解当人们追求年轻和美丽时，他们真正寻求的是什么。他们渴望外表看起来更年轻，但内心真正渴望的是返老还童。那么，为何选择面部提升手术，而不是选择生活质量提升呢？

我预言，一旦你调整饮食习惯、采用日常护肤程序、改善睡眠、疏导压力、尝试抗衰老的间歇性断食、花一些时间做瑜伽和冥想（真的，这并不难），同时开始像年轻时那样积极思考，你将会对你的面部变化感到欣喜，更不用说身体其他部位的改善了。

你将在本书中发现这些方法，我之所以推荐，是因为它们在我的病人身上以及我个人身上都经过了验证。你将阅读到我的病人以及支持者的真实见证，从而了解Younger for Life计划的显著效果——最关键的是，这一切无须借助整形手术。

在本书中，我将向你介绍分为两个阶段的Younger for Life饮食方案。第一阶段是滋养和重建胶原蛋白，第二阶段是增强细胞活力。接下来，我将为你介绍一套可终身使用的护肤程序。

我将以3周自体年轻化快速启动方案的形式，把两者结合起来，简单易学。

然后，我将介绍在细胞层面上能逆转衰老过程的最重要的生活方式，包括睡眠、瑜伽、运动、冥想、心态和牙齿及头发护理等。

最后，对于那些感兴趣的人，我将向你介绍一些针对生活方式和环境对皮肤造成的损害的先进（非侵入性或仅有微创性的）技术，包括关于肉毒杆菌毒素、填充剂、微针、化学换肤、红光、溶脂治疗和点阵激光的一切，这样你就可以自己决定这些技术是否适合你。也许它们适合你，但通过饮食和生活方式的调整，你可能会发现自己并不需要它们，因为简单的生活方式改变就能让你获得满意的效果。

我不是已经解决了这个问题吗？

在我的上一本书中，我提出了一个观点：外部衰老的迹象是可以通过非侵入性或微创技术来修复的。这本书的目的是帮助人们获得与内在年轻状态相符的外在形象。它聚焦于修复，即那些能让人看起来更年轻的方法。但一些读者对我将过多整形手术的信息包含在内表示不满，现在回想起来，我意识到我在书中没有充分探讨老年人的感受。

几年来，我一直在思索外表衰老和感觉衰老之间的区别，但直到最近我才真正有机会在我的生活和职业生涯中找到答案。

在医学界有这样一种观点，你做的手术越大，你的声望就越高，你就越成功。外科医生在接受住院医师培训时，做的都是低水平的手术，所以他们希望有一天能有足够的经验来做大手术。对于普通外科医生来说，能够完成 Whipple 手术（惠普尔手术）被认为是外科实力的最好证明。这是一项复杂而艰巨的癌症手术，需要 8~10 小时，而且中途不能上厕所。

对于整形外科医生来说，我们的 Whipple 手术就是面部拉皮手术。面部拉皮手术复杂且困难，是所有整形手术中费用最高的。在手术过程中，我们实际上是在剥掉一个人脸上的皮肤！

在住院医师培训阶段，我投入大量时间进行静脉曲张移除手术。一年后，我开始参与皮肤癌切除手术，之后是创伤重建。大多数整形外科住院医师直到培训的最后一年才开始协助进行面部拉皮手术，那时他们已经接近完成整个培训，几乎可以称得上是独立的整形外科医生了。

因此，在我执业之初，我以预约面部拉皮手术的数量作为衡量成功的标准。拉皮手术做得越多，似乎意味着越成功。然而，就在某日下午，我的一个病人在拉皮手术后遭遇了严重的并发症。我感到极度沮丧，脑海中不断回放着可能预防这一悲剧发生的种种方法。尽管我认为自己已经尽力，但此灾难性的事件让我深感心碎，我开始扪心自问：如果整形外科医生的终极目标并非是完成最复杂、最昂贵或最具声望的手术呢？如果真正的目标是让人们根本无须踏入手术室呢？

这并不是一个完全合乎逻辑的想法。一个不做手术的外科医生如何能够成功？然而，在那件事发生之后，我开始用一种全新的视角审视我的职业以及我行医的方法。总有人渴望进行面部拉皮手术，因为只有通过手术，他们才能获得期望的变化。但是，还有更多的人不愿选择面部拉皮手术——他们希望在外观上显得年轻许多，却不愿承受手术的创伤和费用。如果我能帮助这些人看起来和感觉更年轻，甚至延缓衰老，而不需要任何一次整形手术，这难道不是更有价值吗？

许多不同类型的所谓抗衰老手术实际上并不能逆转衰老。这些手术可能会让你看起来更年轻，但你体内的细胞不会像年轻细胞那样运作。我知道很多人的脸看起来只有30岁或40岁，但他们的内部器官却有50岁或60岁，其中包括许多名人和有影响力的人。这种区别开始越来越引起我的兴趣。我怎样才能解决这个内外不一致的问题？

这一新的目标将我带入了整体医学的领域，在这里，关注点不再是症状，而是引发症状的根本原因。关注为什么会出现皱纹、松弛、疲劳、姿势退化、慢性疼痛，以及难以定义的"老态龙钟"，因为你的细胞老化速度超过了必要的速度。一旦意识到这一点，你就可以开始通过改变生活方式，从细胞层面改变身体老化的方式。

在整体医学中，这就是治疗的起点，而在本书中，这就是自体年轻化的起点：从病因开始，而不是从症状开始。具有整体观念和前瞻性思维的医生们会研究为什么关节会变得僵硬和咯吱作响，为什么消化系统不工作了，为什么细胞新陈代谢减慢，为什么头发会褪色和稀疏，为什么皮肤会出现皱纹和松弛，以及为什么发生动脉硬化和胰岛素抵抗。

当我开始研究衰老的根本原因时，我的工作发生了根本性的改变。我仍然是一名整形外科医生。我不是营养学家、健身教练、内分泌学家、心脏病学家或神经学家，我也永远不会假装自己是其中的任何一个。我仍然为那些需要手术的人做手术，但在过去的10年里，我也花了数千小时学习一种治疗病人的方法，这是我在医学院或住院医师培训中从未学到过的。

我了解到，食物就是药物，冥想能调整大脑的化学成分和结构，运动能引发身体的变化，这些变化在久坐不动的人身上是不会发生的。而且你吃进体内的东西，以及涂抹在皮肤上的东西，都能改变你的皮肤老化方式。一句话：你的生活方式会改变你的衰老方式，而你的衰老方式会影响你的感觉和年龄。简而言之，你的生活方式可以加速衰老，也可以让你年轻。

衰老绝非一种疾病。将衰老视作疾病，实际上是相对较新的一个观点。有许多方法可以让你看起来更年轻、感觉更佳，这些可能未曾被医生提及，然而，你将会从这本书里得知。我相信你将对所读到的内容感到满意。虽然整形手术可以修复外在的衰老迹象，但我们追求的远不止于此。

目 录

第一部分　衰老的原因

第一章　衰老是什么？如何优雅地老去？　　　002
第二章　为什么会衰老？衰老如何发生？　　　014
第三章　Younger for Life 计划　　　027

第二部分
通过 Younger for Life 计划重获新生

第四章　吃出营养　　　036
第五章　抗炎饮食　　　042
第六章　吃出胶原蛋白，紧致皮肤　　　054
第七章　吃出抗氧化剂的疗效　　　063
第八章　应避免的加速衰老食物　　　073
第九章　断食，促进细胞年轻化　　　098
第十章　Younger for Life 营养补充剂方案　　　112

第三部分
由外而内的照护，让皮肤焕然一新

第十一章　清洁皮肤，让皮肤永葆青春　　　　　　124
第十二章　为皮肤抗衰提供保护　　　　　　　　　130
第十三章　皮肤抗衰修护　　　　　　　　　　　　139
第十四章　预防衰老的日常护肤程序　　　　　　　151

第四部分
自体年轻化快速启动方案

第十五章　为期 3 周的自体年轻化快速启动方案　　160
第十六章　启动食谱　　　　　　　　　　　　　　173

第一阶段：早餐奶昔　　　　　　　　　　　　　174
桃子绿奶昔·蓝莓幸福早安奶昔

第一阶段：午餐　　　　　　　　　　　　　　　175
蔬菜煎蛋松饼·黑豆红薯辣味炖菜（可加入草饲碎牛肉）·味噌蔬菜浓汤（可加入烤鸡肉）·烤鸡肉·烤蔬菜通心粉（可加入烤鸡肉）·扁豆炖蔬菜

第一阶段：晚餐　　　　　　　　　　　　　　　182
蔬菜炒糙米饭·草饲牛肉或天贝玉米饼·土豆面皮牧羊人派·烤三文鱼配红洋葱、土豆和香脆羽衣甘蓝·平底锅鸡肉配烤蔬菜和羽衣甘蓝

第一阶段：小食　　　　　　　　　　　　　　　189
姜黄牛奶奇亚籽布丁・肉桂蓝莓隔夜燕麦

第一阶段：甜点　　　　　　　　　　　　　　190
橙香椰蓉巧克力松露・混合浆果无麸质燕麦/杏仁面馅饼・无麸质柠檬蓝莓松饼

第二阶段：快速启动自噬食谱　　　　　　　　194
奶油烤花椰菜汤・生菜或卷心菜叶包烤鱼卷・牛油果酱・烤蔬菜配开心果酱（可选鱼）・三文鱼汉堡生菜包配味噌蛋黄酱、牛油果和酸菜・味噌蛋黄酱・蓝莓烤杏仁沙拉配柠檬油醋汁

第五部分　自体年轻化的生活方式

第十七章　通过改善睡眠恢复活力　　　　　　202
第十八章　通过管理压力实现自体年轻化　　　214

第六部分　通过新一代整体抗衰老疗法重获新生

第十九章　居家DIY护理，以及何时选择诊所治疗　　228
第二十章　老年斑、晒斑和肝斑　　　　　　　238
第二十一章　下垂、凹陷和松弛　　　　　　　241
第二十二章　眼见为实　　　　　　　　　　　251
第二十三章　细纹、眉间川字纹和抬头纹　　　257
第二十四章　嘴唇更丰满，牙齿更洁白　　　　269
第二十五章　养发　　　　　　　　　　　　　280

| 第二十六章　真正重要的事情 | 289 |

致谢	293
附录 A　Young for Life 食物清单	296
附录 B　尹医生认可的护肤品牌	303
附录 C　我为什么要创建自己的护肤品和营养补充剂？	305

第一部分

衰老的原因

第一章

衰老是什么？如何优雅地老去？

"你今年几岁了？"

大多数人都基于常识或礼貌，不会随便问别人年龄，但我却经常被问到这个问题。2004年，那年我31岁，刚开始工作，就有病人问我这样的问题，因为他们觉得我看起来太年轻了，不适合做整形医生。不幸的是，那个时代已经一去不复返了，现在病人问我年龄，更多的是出于好奇。有一次，一位手术后从麻醉中醒来的病人问护士："尹医生都那么老了，头发怎么还那么多？"

在社交媒体上，我的评论区里说什么的都有。

"这个医生看起来像20岁，但我觉得他60岁了。"

"你和我奶奶一样老，却可以冒充我表弟。"

"我怎么会被一个比我爸还老的男人吸引呢？真受不了。"

"你看起来棒极了！"

或者是我最喜欢的："他的头发看起来是黑色的，但我打赌那下面一定是白的。"

在私人诊所工作20年的我，真的很同情我的病人，他们常常站在镜子前面，抬起脸庞，憧憬着自己年轻时的模样，内心激动无比。现今社会崇尚年轻，人们渴望保持年轻，想要去扭转衰老，这是很自然的事情。人们判断我是否知行合一或我的建议是否有效的依据，就看我跟同龄人比起来是否更年轻。这是我经常被问及年龄的根本原因。

如果你上网搜索我，就会找到我的真实年龄和生日（互联网能查到完全正确的信息，而且任何人都可以获取，这真是让人后背发凉）。尽管如此，每当有人在网上问我的年龄时，我都很乐于回答。并且经常会开玩笑随口说来，从21岁到85岁不等，以此自娱自乐。最疯狂的是，无论我怎么回答，大家都会相信我！

"真的吗？85岁的你看起来真不错！"

"哇，我不知道你才24岁。我还以为你已经40岁了。你看起来糟透了！用用护肤品吧！"

"你在二战中当过战斗机飞行员？太酷了！"

撇开玩笑和幻想的年龄不谈，衰老是大多数人在某个时刻都会开始考虑的问题，甚至有些人会比其他人关注得更早。我的一些病人在20多岁的时候就已经开始担心皱纹问题了。尽管大家都说年龄只是一个数字，但衰老要比这个数字或者自身的感觉复杂得多。如果你感觉自己老了，但又想重新找回年轻的感觉，该怎么办？如果你的外表和感觉不符怎么办？如果你不仅想外表看起来更年轻，还想内在身体机能得到提升，有更多的能量、更强的活力、更敏捷的思维、更强壮的肌肉，以及像年轻人一样的心、肺、肝、肾和激素平衡，那该怎么办？很多人都想知道这可能吗？能实现吗？尹医生，请告诉我们这是可能的！

衰老是一件很有趣的事情（但当它突然有一天发生在你身上时，就不那么有趣了）。前一天，你还觉得自己和以前没什么两样，第二天一觉醒来，你感觉从床上爬起来有点困难。你觉得自己怪怪的，不像自己，然后照照镜子，"天哪！怎么会这样？我是什么时候从辣妹变成 *Golden Girl*[①]的？"或者像我一样抓狂，"我是什么时候长出了像爸爸一样的灰白头发和川字纹的？"每当这时你就会幻想，如果有一种治疗衰老的方法该多好。

你是不是期盼着我有答案？

是的，我有！但是，在深入探讨扭转衰老的具体方法之前，让我们先来谈谈什么是衰老，什么不是衰老。

衰老简史（和神话）

衰老并不是21世纪才有的问题。可能从人类能够在水面倒影中看到自己外在的变化，或感觉到自己身体机能衰退开始，他们就已经对衰老的概念十分痴迷了。我们对衰老的关注与人类历史文明同步，也许这是人类对死亡的普遍恐惧所致，但我认为还有其他原因。我们都经历过年轻时朝气蓬勃的状态，我想当你不再有这种感觉时，你一定有所察觉。你想找回那种活力，你想找

[①] 源自1985—1992年美国一部热播剧 *Golden Girls*，讲述4位有婚史的中年女性的生活琐事。——译者注

回所有年轻人都拥有的光辉之美（无论他们当时是否自知）。

现在我对自己年龄的感觉与二十几岁时大不相同。2018年的一项研究[1]调研了年龄在10岁到89岁之间的人们对于衰老的看法，结果发现，年龄越大的人越想长寿。他们也更有可能说，自己感觉（精神上）比实际年龄年轻。而年轻人则普遍不太关心长寿问题。当然，在他们20多岁的时候，所谓的衰老还是很遥远的事情。他们也不太可能说自己感觉比实际年龄年轻。

人们对衰老的态度确实发生了变化。200年前，老年人普遍更容易受到尊敬、赞美和颂扬。现在某些国家仍然延续这样的习俗，比如在我的祖籍韩国，每年新年第一天，我们的传统是晚辈向长辈拜年，作为交换，长辈会给晚辈压岁钱。老实说，我很期待，因为我常常幻想着奶奶给我印有本杰明·富兰克林头像的百元大钞。然而不幸的是，通常塞到我手里的是一叠印有乔治·华盛顿头像的一块钱。哦，好吧，小孩子可以做梦，不是吗？

在美国，没有类似的传统。我的孩子们可能乐意向我鞠躬，只要我至少给他们10美元。所以，一直以来，也许我们更看重的是钱，而不是长辈的智慧。或者是出于敬畏心理：在某些文化中，人们相信世世代代的祖先一直在注视和评判着我们，这让一些人不仅对长辈，而且对逝去的祖辈保持敬意。

但这种尊重似乎已经消失了，尤其是在西方世界。在整个20世纪，随着衰老日益被医疗化，老年人更多地被描绘成失能、多病或滑稽可笑的形象，并最终被边缘化或冷落。

在以年轻人为中心的时代背景下，我们当然不愿意看到自己老了、病了或傻了。其实年龄增长也有很多好处，包括认知、经验和眼界的提升，但当我们接收的信息都是年轻就是好时，就很难关注到这些了。无论好坏，现在西方文化在很大程度上影响着其他文化。我担心类似向长辈拜年这样的传统很快就会在世界各地被遗弃。

自人类文明诞生以来，人们就一直在寻找延缓衰老——至少是容颜衰老的方法。古埃及就有关于除皱霜的记载。古印度认为衰老是内分泌失调的结果。在中国古代，人们用草药和食疗的方法来抗衰老，以恢复体内的平衡。

有些文化甚至认为，生命真的可以长盛不衰。古代瑜伽修行者相信，掌握"气"（生命能量）是抗衰老的秘诀。在神话中，一些瑜伽修行者声称自己能活几百年，通常是通过极端的修炼，据说除了空气和阳光什么都不吃。[2] 即使有可能通过这些练习活这么久，但谁又会想这样活着呢？我肯定不会！

大家可能都知道，《圣经·旧约》中有记载几百岁的老人。据说亚当活了930岁，诺亚活了950岁。梅图塞拉比他们活得都长，活了969岁！在古代佛教传说中，一些智者（尤其是佛）能活10万年或更长。[3] 如果你了解各种亚洲文化或听说过古希腊和古埃及的长寿故事，你就会发现有各种关于人们活了几万年、几十万年甚至几百万年的夸张传说。[4] 经历这么久，他们最终可能不会容光焕发，但如果你相信这些夸张的传说，那这些老人肯定骗过死神好几回。

现实生活中的衰老

这些关注和野心依然存在。我的朋友、《纽约时报》(*The New York Times*)畅销书作者戴夫·阿斯普雷(Dave Asprey)已经把通过饮食、断食和生物黑客疗法活到180岁作为自己的目标。相比于那些长寿传说，他至少有可能达到或接近这个目标，而且他并不是唯一有长寿愿望的生物黑客。我们对衰老以及衰老对人体的作用了解得越多（见下一章），我们就越有可能对衰老过程的负面影响部分进行干预，直到生命终结。接下来我们还能了解到，如何将这个终结推迟到生物在逻辑上可能达到的最大限度。目前为止，官方证实的世界上最长寿的人是一位名叫让娜·卡尔芒(Jeanne Calment)的法国妇女[5]，她于1997年去世，活了122岁零164天。现在我们对健康和保健的认知要比1997年多得多，如果我们能在这一记录上再增加50多年，不算过分吧？当然，抗衰老和万古不死是不同的。我敢肯定，我们还没有想出如何战胜死神实现永生，无论如何，死亡终将到来。但在生命终结之前，我们能为自己的感觉、身体的机能以及外表做些什么呢？

我想很多人都会同意，如果一个人觉得自己已经有几千岁那么老了，那么活几千年也不值得。我们都有耳闻一些人在晚年生活非常艰难，基本上是靠现代医疗手段支撑和维持生命。这不是我想要的养老方式，我想你也同意。但是，如果可以的话，我希望自己能活到100岁（或者和戴夫一起活到180岁），同时仍然感觉精力充沛、行动自如、头脑清醒。我希望能过上充满活力和生机的生活，然后很快死去，而不是像许多人那样经历身体机能衰退，以及长期的病痛、药物和手术。

许多抗衰老专家用健康寿命（health span）一词来形容身体健康，即没有因为身体衰老而出现残疾和慢性疾病的年数。这与寿命形成了鲜明的对比，后者是指无论处于何种状态，只是活着的年数。如果到了晚年，你丧失了劳动能力，或者因为其他原因无法享受生活，这样的长寿又有什么意义呢？我认为，比起长寿，我们大多数人真正想要的是延长的健康寿命，而幸运的是，这正是我们最有可能干预并获益的事情。

健康的老化是一个自然过程。随着年龄增长，我们的身体机能逐渐减退，这是一个渐进式的正常的过程。不正常的是过早衰老、快速衰老，还有垃圾食品、久坐不动的生活方式、环境中的工业化学品或严重的慢性压力造成的衰老。早衰的症状在很大程度上也是可以预防的：皮肤皱纹和松弛、关节疼痛、思维混乱、记忆力衰退、疲劳，行走、爬楼梯或运动时感到力不从心，以及所谓的衰老疾病[①]的早期发病，从糖尿病到心脏病，从自身免疫病到认知障碍。

没有理由让我们在生命的最后几十年丧失认知能力。关节疼痛、糖尿病、心脏病或记忆力衰退并不是你我的宿命。改变如今的生活方式可以在未来避免这些衰老症状的发生。只有20%～25%的衰老是由基因决定的，衰老与否以及以怎么样的

---

① 学术界称为年龄相关疾病（age-related disease）。——译者注

方式衰老75%～80%取决于你自己。[6]你可以在所谓的晚年仍能保持身体敏锐、灵活、无痛和功能正常。现在开始为保持年轻做出改变，这件事永远不嫌早。无论身体状况如何，你都可以逆转身体内在机能退化的过程，支持身体的自然修复和排毒。人的身体非常善于自愈，只要我们不阻碍它。当你停止干扰身体自身已有的强大的如消化、自噬、胶原蛋白生成和免疫功能时，你将见证并感受到巨大的变化。

评估身体的内外年龄

你对衰老这件事有什么看法？它对你意味着什么？你最想解决的问题是什么？你最大的困难是什么？你最关心的问题是什么？你想更多地了解什么，你愿意为此付出什么？

在深入阅读这本书之前，请你仔细想想这些问题。你可能会发现，其实你也挺喜欢老年生活中的某些部分的（即使你刚过而立之年），你并不想回到那个缺乏安全感、情绪化的年轻岁月。但是，衰老也可能有一部分是你不喜欢的，这很自然。在我看来，年龄增长、青春流逝所换来的智慧和经验非常值得，但你仍会怀念年轻时的容颜、身体和大脑。我明白，我自己也有这种感觉。

想想衰老对你的困扰是什么，以及这些困扰是自然衰老的实际表现，还是你没有尽全力照顾好自己身体造成的。想想你是否愿意改变生活方式，让身体更年轻。

在了解如何逆转衰老之前,让我们先评估一下你现在的状况。

在每一个板块,请勾选与你相符的内容,并在下面列出那些特别困扰你的问题,这样你就可以清楚地知道应该在哪些方面聚焦。"Younger for Life 计划"可以预防许多早衰症状,并能大大减少这些清单上的不适症状和外表问题。

皮肤

☐ 鱼尾纹

☐ 川字纹(皱眉时眉间的竖纹)

☐ 法令纹(从鼻翼两侧到嘴角的皱褶)

☐ 木偶纹(从嘴角到下巴的皱纹)

☐ 面部下垂

☐ 下颌线皮肤下垂

☐ 双下巴

☐ 颈部皮肤起皱

☐ 手臂和腿部皮肤起皱或变薄

☐ 胸线下降

☐ 上臂皮肤松弛

☐ 臀部下垂

能量

☐ 即使睡了7~9个小时,早上起来还是觉得很累

☐ 白天疲劳

- ☐ 下午困倦
- ☐ 没有足够的精力锻炼

体重
- ☐ 在不改变任何生活习惯的情况下体重增加
- ☐ 内脏脂肪增加
- ☐ 减肥困难：过去有效的减肥方法不再奏效

姿势
- ☐ 倾斜的肩膀
- ☐ 颈背部形成驼峰
- ☐ 驼背
- ☐ 坐着时耷拉着脑袋，因为感觉坐直太难了
- ☐ 走路僵硬

肌肉和关节
- ☐ 肩部疼痛
- ☐ 颈部疼痛
- ☐ 上背部或中背部疼痛
- ☐ 下背部疼痛
- ☐ 一侧腿疼痛
- ☐ 手部疼痛
- ☐ 足部疼痛

☐ 全身关节疼痛

☐ 已确诊的骨关节炎、滑囊炎或骨质增生

大脑功能与情绪

☐ 脑雾

☐ 健忘，如不记得东西放在哪里或为什么走进房间

☐ 注意力不集中

☐ 说错话

☐ 经常感到沮丧或忧郁，或抑郁

☐ 经常感到紧张或焦虑

☐ 感觉"不在状态"

☐ 经常生气或发怒

实验室数值

☐ 胆固醇水平升高

☐ 血糖水平升高或不稳定

☐ 高血压

☐ 超敏C反应蛋白检测提示炎症

☐ 实验室检测提示自身免疫病

心态

☐ 感觉自己老了（不管你实际有多大）

☐ 很多愿望还没有去实现，但觉得为时已晚

> □ 感觉自己没有真正的目标
> □ 与外界隔离,感觉自己没有良好的人际关系
> □ 孤独感
> □ 放弃感
> □ 对曾经让你兴奋的事情失去兴趣
> □ 自怨自艾
> □ 不愿意帮助他人(帮助他人是让人感觉年轻的一个效果令人惊讶的方法)

告诉我:在勾选了这些选项之后,你感觉如何?你可能会发现,你对衰老的担忧主要是外表方面的,还是健康方面的,或者是情绪和心态方面的。或者,你可能在所有板块中都勾选了几项。现在你对自己的情况有了一个大致的了解,这是好事情。接下来你就可以开始跟踪自己的改善情况了。

第二章

为什么会衰老？衰老如何发生？

正如我们所阐述的，衰老是一个从内向外发展的过程，然而这一观点鲜有提及。大多数临床医生，包括皮肤科医生和整形外科医生，主要关注衰老的外在迹象，如皱纹、老年斑以及因日晒导致的皮肤松弛。因此，皮肤科医生致力于防晒措施，而整形外科医生则专注于改善皮肤的松弛问题。

诚然，日晒可能是导致我们衰老的最主要外因。看看你的臀部皮肤，再对比一下你的颈部和胸部皮肤！我敢打赌，臀部的皮肤一定比胸部的皮肤光滑、紧致，整体看起来更年轻，而胸部的皮肤可能会有一些晒斑和细纹。但是，衰老不仅仅是日晒带来的皮肤伤害。

其他会加剧皮肤老化的因素包括：

- 面部肌肉过度运动，导致皱纹加深；
- 在皮肤上使用刺激性产品（如老式的含酒精的爽肤水），

它们会破坏皮肤的微生物群，导致皮肤受损；
- 抠皮肤，这可能导致疤痕，使皮肤看起来更老；
- 吸烟和其他不健康的生活方式。吸烟者一走进我的办公室，我一眼就能看出来。他们的皮肤看起来更加干燥、暗淡、衰老。

然而，这仅仅触及了问题的表面。如果我们仅将注意力集中在导致衰老的外部因素上，实际上只是在做表面文章，而没有触及问题的根本。对于衰老的本质而言，更为关键的是那些内在因素。它们涵盖了基因以及生活习惯的作用，包括饮食、运动、睡眠（或睡眠不足）以及压力。我们的生活方式对基因表达有着深远的影响，决定了某些基因被激活还是被抑制。对这种影响机制的研究，即表观遗传学，是抗衰老和长寿医学研究的前沿领域。

大卫·辛克莱博士（Dr. David Sinclair）、瓦尔特·隆戈博士（Dr. Valter Longo）和尼尔·巴尔齐莱博士（Dr. Nir Barzilai）等知名抗衰老科学家致力于研究生活方式对身体内部衰老过程的影响，特别关注如何延长寿命和减少或逆转疾病。这无疑是非常有益且关键的，但即便如此，这也仅仅是问题的一部分。实际上，仅关注外在表现是无法触及内在衰老根源的，而仅仅关注内在因素，也可能无法实现期望中的青春永驻。尽管许多抗衰老科学家聪慧过人，但他们并不总是看起来比实际年龄年轻15岁或20岁。最理想的方法是同时关注内在和外在衰老迹象，以实现最大程度的自体年轻化。这两种方法实际上是相辅相成的。虽然外在保养可以影响衰老的外观，但如果内在健康，皮肤自然会显得更加光鲜。我的朋友特雷弗·凯茨博士（Dr. Trevor Cates）曾将皮肤比作魔镜，因为它能反映出我们身体内部的状况。皮肤的状态——紧致或松弛、光滑或起皱、潮红或苍白、粗糙或柔软、长痘或光洁——都是内在健康状况的指标。许多导致皮肤问题的因素，同样也会引起内在健康问题。

研究证明了这一点。丹麦一项始于2009年针对1826对双胞胎[7]的研究发现，两对基因相同的双胞胎中，外表看起来更年轻的那个通常更长寿，这表明年轻的外表与更年轻的内在相关。当然，这不包括接受美容治疗的人。

购买这本书或许是因为你关注外在衰老的迹象，然而，我希望能够说服你，外表与内在健康之间存在着密切的联系，这种联系比我们过去所理解的更为紧密。

以下是可能导致身体内外加速衰老的5个过程：

1. 营养消耗

2. 发生炎症

3. 胶原蛋白降解

4. 自由基损伤（氧化应激）

5. 自噬功能下降（导致细胞废物堆积）

通过深入研读本书，我们将逐步攻克这5个因素。届时，你会看到自己显著的转变：皮肤变得更加细腻、紧实，质地与厚度均得到优化，皱纹和松弛现象得到缓解，肤色展现出更加健康的光泽。此外，你还将感受到精力更充沛了，疼痛减轻了，那令人愉悦的青春活力感又回来了。

科学的力量

让我们退后一步，从更宏观的视角审视衰老问题，并思考我们应该如何应对这一自然过程。为何我们会经历衰老？又是什么原因导致了我们的死亡？为何某些生物似乎既不经历生长也不经历衰老？我一直在想，那些被称为"不朽水母"的生物，能在逆境中又恢复到性成熟前的状态，实际上就是在重启它们的衰老过程。[8]又或者像布拉德·皮特在电影《本杰明·巴顿奇事》中饰演的角色那样逆生长。

我们并非水母，亦非本杰明·巴顿。然而，一旦我们揭示了衰老的根源，便可能掌握延缓衰老过程的关键线索。

让我们从每天接触最多、显而易见的事情开始探讨：饮食。实际上，我们讨论的是限制饮食，这已经成为抗衰老研究的一个关键焦点。科学家们发现，当实验小鼠的食物摄入量减少30%～40%时，它们的寿命会得到延长。这一现象在蠕虫和昆虫中也得到了验证，并且目前正对灵长类动物进行相关研究[9]。我们了解到，热量限制减缓了所研究动物几乎所有正常的衰老相关变化。2022年的一项研究[10]进一步深入探讨了这一现象，并揭示了具体发现：

- 当小鼠想吃多少就吃多少，想什么时候吃就什么时候吃时，它们的寿命一般；

- 当小鼠摄入的热量被限制30%，但只要它们愿意仍然可以吃时，这些小鼠的寿命能延长10%；
- 当小鼠被限制热量摄入，但只允许它们在一天中非活跃的时间段进食时，它们的寿命会延长约20%；
- 当小鼠被限制热量摄入，但只允许它们在一天中最活跃的时间段进食，并且在非活跃时间段（比如在自然睡觉的时候）断食至少12小时时，它们的寿命延长了35%。

当然，我们尚不能确定人类是否也会发生类似的情况（并非巧合，这项研究仅限于观察雄性小鼠），但不妨让我们进行一些思考。实施简单的饮食调整，如减少热量摄入、仅在白天进食，并确保夜间至少有12小时的断食期，可能会显著延长寿命并提升健康寿命。与那些自由进食的小鼠相比，被限制饮食的小鼠在遗传和新陈代谢方面展现出显著变化。这些变化包括减少炎症、改善血糖稳定性和胰岛素敏感性，以及延缓疾病进展。具体来说，这些小鼠在生命周期中比自由进食的小鼠更晚出现癌症等疾病。

设想一下，这将带来何种影响。让我们从对小鼠的研究推演到人类（请注意，这只是一种假设，尚未得到证实）。人类的平均寿命大约是73岁。如果这个数字增加35%，那么人类的平均寿命将延长至98岁！如果这种延长的寿命还伴随着低炎症水平、稳定的血糖以及健康的胰岛素反应，并且摆脱了那些常困扰老年人的慢性疾病，这将是多么令人惊叹的成就。延缓衰老的过程可能简单到只需要减少一些食物摄入。

另一种理论则认为，我们的能量是有限的，一旦耗尽，生命便走向终结。古印度人相信，每个人都有一定的呼吸次数[11]，一旦用尽，生命便随之结束。这或许解释了为什么几个世纪以来，一些瑜伽修行者致力于极度放慢呼吸的练习。那么，通过每天冥想来放慢呼吸，是否能够延缓衰老的过程呢？

还有一种理论提出，人的寿命可能与心脏跳动的频率相关。一项来自丹麦的研究对近3000人进行了长达16年的追踪调查，研究结果揭示，即便考虑到体能水平的差异，那些天生心率较高的人通常比心率较低的人寿命更短[12]。具体而言，研究参与者静息心率为每分钟71~80次，在16年的研究周期内，其死亡风险比静息心率低于每分钟50次的人高出51%；静息心率每分钟81~90次的人，在研究周期内死亡风险是静息心率低于每分钟50次的人的两倍；而静息心率超过每分钟90次的人，死亡风险则是它的3倍。

总体来看，大多数人一生中心脏跳动的次数大约超过20亿次。那么，通过定期锻炼降低静息心率，是否能够有效延缓衰老呢？人们认为心率较高的人比心率较低的人更快消耗他们的生命节律，从而导致他们更早死亡，这种观点被称为"老化速率理论"（Rate of Living Theory of Aging[13]）——即新陈代谢率决定寿命。从某种角度来看，这一观点确实有合理性。首先，人体的新陈代谢过程会产生废物，这些作为能量代谢副产品的废物，以活性氧或自由基的形式存在，会对组织造成损害。那么，如果新陈代谢更为旺盛，产生的废物是否也会相应增多，从而加速对身体的损害呢？心跳加速、呼吸频繁、新陈代谢加快，是否意味着寿命会缩短？我们是否可以通过减缓新陈代谢来延缓衰老的过程呢？

这或许是一个可行的方案。在动物界中，有许多证据对此提出质疑。许多新陈代谢较快的小型动物的寿命并不如一些新陈代谢较慢的大型动物长，但这一规律并非在所有情况下都成立。以鸟类为例，它们的代谢率几乎是体型相似的哺乳动物的两倍，然而它们的平均寿命却大约是哺乳动物的3倍。因此，尽管能量消耗的速率可能与衰老过程有关联，但它可能并非是决定性的直接因素。

然而，这里存在一个关键的转折点——丹麦进行的心率与长寿关系研究仅限于中年男性。这项研究是否适用于女性尚不明确，因为目前尚未有针对女性的相关研究在进行。（恳请研究者们，我们需要更多的研究！）尽管如此，关于女性与长寿之间，还有一个有趣的假说，即所谓的"祖母效应"。[14]

该假说探讨了女性为何在绝经后仍能长寿——实际上，女性普遍比男性享有更长的寿命[15]。它指出，历史上（包括现在）祖母在孙辈的生存和成功过程中扮演了关键角色，这不仅使孙辈能活得更久，而且促进了他们子女的繁衍。随着时间的推移，那些拥有长寿女性的家族逐渐获得了更大的竞争优势，从而使女性长寿的遗传特征得以延续。（我必须感谢我的岳父，他似乎是这一理论的例外。）当我和艾米工作或外出时，他花了数千小时帮忙照顾我们的孩子。感谢你，吉姆！或许我们可以通过设定目标并积极贡献来延缓衰老，延长寿命，对未来的世代产生影响。

从更专业的技术角度来看，有一个有意思的衰老假说——端粒理论。端粒指的是染色体末端的一段短小DNA序列，它们常被比喻为鞋带的金属头。在细胞分裂过程中，为使遗传信息得以复制，DNA会解旋。端粒的作用是在细胞分裂时保护DNA，但端粒自身并不会被复制，而是在每次细胞分裂时，端粒自身会缩短（有一部分被剪掉）。端粒理论认为，这种持续的缩短最终会导致端粒完全消失。一旦端粒消失，细胞将失去分裂的能力，从而步入衰老。那些无法继续分裂的细胞被称为衰老细胞，尽管它们可能仍保持功能，但可以肯定的是它们在衰老过程中发挥了重要作用。

研究发现，老年人的端粒确实较短。[16]我们也知道，较短的端粒与通常在老年人中出现的各种疾病有关，如心血管疾病、高血压、2型糖尿病和骨质疏松症。[17]这在某种程度上是有道理的，但目前尚不清楚端粒长度究竟在多大程度上直接影响衰老。它是导致衰老的一个过程，还是衰老的一个结果？而且，衰老细胞究竟如何在衰老过程的多个方面发挥作用？

在深入探讨之前，我认为有必要关注那些加速端粒缩短并与较短端粒长度相关的环境因素（例如吸烟）。然而，我们也应意识到，这仅仅是众多与衰老过程相关的因素之一。

还有许多其他的衰老理论，它们的名字很复杂，解释更复杂，比如干细胞衰老理论、复制性衰老假说、神经内分泌衰老学说、交联衰老学说、免疫衰老学说、体细胞DNA损伤学说和线粒体学说。本书无法对这些理论进行深入探讨，但知道科学家们正在研究这些理论无疑是一件令人欣慰的事。

所有这些理论都很有趣，并且在我看来，它们各自都包含了一定的真理。然而，让我们集中精力探讨一下在日常生活中可以采取哪些具体措施来直接影响衰老过程。科学研究已经表明，通过采纳我将在后续章节中推荐的改变，包括调整饮食、生活方式以及与环境的互动等，我们不仅能够延长健康寿命，甚至有可能减缓或逆转衰老的迹象。

还记得那些限制热量摄入的小鼠吗？那些寿命最长的小鼠摄入的食物较少，并且仅在它们活跃的时间段内进食。结果表明，它们的炎症水平降低，血糖和胰岛素控制得更好，免疫反应也更为出色，这使得它们直至生命终结都未患上慢性疾病。对于那些渴望延年益寿的人来说，这些都是值得追求的目标。我们应该致力于采取那些能够降低炎症、维持血糖和胰岛素稳定并强化免疫系统的行动。

尽管衰老的奥秘尚未完全揭开，本书却是依据我们现有的知识体系撰写的，特别是关于我们能够采取哪些措施来延缓衰老。我们无法改变自己的遗传基因，但我们绝对有能力改善自己的身体状况和生活方式。那么，我们应该如何做到这一点呢？

从皮肤入手

让我们从皮肤，这面能揭示我们内在衰老迹象的"魔镜"入手。我偏爱将皮肤作为生活方式改变的起点，因为皮肤是外部和内部健康状况的反映。在皮肤病学领域，存在7个标志性的皮肤老化迹象：

1. 细纹和皱纹（如鱼尾纹和川字纹）
2. 暗沉
3. 肤色不均
4. 干燥
5. 色素沉着
6. 肤质粗糙
7. 毛孔粗大

造成皮肤老化的原因主要有4个，这也是下一章你将了解的Younger for Life计划的重点。为了有效地从内而外改善我们的皮肤状况，我们需要逐一解决以下4个问题。

1. 胶原蛋白降解

皮肤主要由75% ~ 80%的胶原蛋白构成，这种蛋白质为皮肤提供了结构支撑、紧致感、弹性和柔嫩度。然而，随着岁月流逝，胶原蛋白会逐渐减少，每年大约减少1%。由于胶原蛋白是一种结构复杂且相对庞大的蛋白质，确保摄入足够的蛋白质对于身体重建胶原蛋白至关重要。蛋白质摄入不足可能会加速胶原蛋白的分解，尤其是在我们步入老年时。

除了年龄增长导致胶原蛋白减少，外部因素（如阳光损伤和环境污染）以及内部因素（如不良饮食习惯）也会促使胶原蛋白降解。特别与皮肤老化相关的饮食因素之一是摄入糖。当糖分子与皮肤中的胶原蛋白和弹性蛋白纤维结合时，它们会导致这些蛋白质变形。这个过程被称为糖化，它会使得皮肤显得更加衰老。这些糖分子与蛋白质结合形成的复合物被称为晚期糖基化终末产物，通常简称为AGE。

2. 氧化和自由基损伤

氧化和自由基损伤是导致身体机能衰退的主要原因之一（也是衰老的主要理论依据之一）。我在前面谈到过这个问题，现在让我们更深入地了解一下。自由基是人体在新陈代谢过程中产生的副产品，它也会来自紫外线照射、吸烟、食用垃圾食品和环境暴露等外部因素。这些自由基会损伤DNA以及皮肤中的胶原蛋白和弹性蛋白。

人体天生具备产生抗氧化剂的能力，用以中和自由基。然而，当自由基的产生量超出人体的处理限度时，身体便会陷入一种被称为氧化应激的状态。这种状态意味着人体遭受的自由基攻击超出了其自身的防御能力。其后果可能导致DNA损伤和加速衰老。我们可以通过尽量避免置身于增加自由基的环境，并在饮食中增加抗氧化剂的摄入，在护肤时使用抗氧化剂产品，来预防或缓解这一状况。我们的生活习惯，如吸烟或大量摄入加工食品，会进一步促进自由基的生成。

3.慢性炎症

慢性炎症是衰老的另一个内部和外部因素。炎症是对有害刺激的自然反应。急性炎症在某些情况下可能是有益的。例如，化学换肤或激光治疗会引发急性炎症，这有助于身体愈合、抵御感染，或者在这种情况下，使皮肤变得更加光滑紧致。因此，急性炎症是一个必要且有时是有益的过程。然而，当炎症转变为慢性时，问题便随之而来。

长期的慢性炎症会损害皮肤，导致痤疮、酒渣鼻和湿疹等皮肤病。此外，慢性炎症还会对血管内皮施加压力并造成损害，血管内皮是人体所有静脉和动脉的血管壁。慢性炎症可能导致心脏病、脑卒中、高血压、糖尿病和肥胖等代谢性疾病。我们选择的生活方式可以减轻或加剧慢性炎症。

4.自噬减少

自噬是人体自然机制的一部分，负责清除死亡和受损的细胞组分，从而为健康细胞的生长腾出空间。随着年龄的增长，这一过程会逐渐放缓（正如许多其他有益的生理过程一样），导致受损细胞和细胞碎片的累积，进而加速衰老过程。然而，我们可以通过实施几种有效的策略来促进自噬，特别是实践间歇性断食和限制热量摄入。

我认为，胶原蛋白降解、自由基损伤、慢性炎症和自噬功能受抑制，是导致皮肤老化和内部衰老的主要原因，它们正是自体年轻化的确切靶点。通过正确的行为，可以中和自由基、减少炎症，并加速自噬。这就是自体年轻化的作用！从这4个角度来解决衰老问题，是本书的核心。

你会看起来更年轻，你也会感觉更年轻。这将通过许多不同的方式同时发生。例如，抗炎饮食可能会影响你的端粒长度，对抗自由基，促进长寿基因，而一天中在特定时间吃富含营养的食物，可以对抗自由基产生，同时有助于促进自噬过程。

现在，你了解了衰老背后的一些科学原理，就能更好地理解为什么Younger for Life计划会包含这些内容。通过改变生活方式触发自体年轻化，我已经为所有这些问题找到了解决方案。

第三章

Younger for Life计划

　　我不断接收到的请求是，希望我能创建一个真正全面的抗衰老方案，这个方案需要科学、内外兼顾，并且效果显著。人们经常向我提问："如果你是一名整体整形外科医生，你能提供我一些全面的方法，这样我就不必再找你了吗？"

　　因此，我产生了基于自体年轻化理念开展一个计划的构想，旨在帮助他们，同时也为了所有对这个计划感兴趣的人。

　　我始终致力于开发一个全面的抗衰老方案，它既简便又易于执行，同时整合了所有能够激发身体自我年轻化的要素，包括饮食、营养补充剂、皮肤护理以及健康的生活方式。

　　我衷心感谢我的社交媒体的粉丝们，他们在参与调查时，一致建议我撰写一本关于全面抗衰老策略的书，而非一本介绍如何运用整体方法进行整形手术的指南。对于你们的宝贵意见，我深表感激！

　　我坚信，既然我们来到了这个世界，就应当绽放属于自己的光彩！设想一下，如果你拥有比实际年龄更显年轻的身体，比实际年龄更显青春的容颜，以及与年龄相匹配的智慧，那么你将拥有世间最美好的一切。

Younger for Life计划的内容

Younger for Life计划是全面的，因为衰老是一个复杂且多因素的过程。这是一个同时从多个方向应对衰老的计划。首先要干预的是饮食。

饮食可以通过5种不同的自体年轻化机制延缓衰老：

1. 滋养身体
2. 降低炎症
3. 通过增加胶原蛋白的生成来紧致皮肤
4. 修复氧化应激/自由基损伤
5. 通过提高细胞更新率和支持细胞自噬过程，清除体内功能失调的细胞

为了达成这些目标，本计划结合了饮食方案、营养补充剂方案、日常护肤程序以及一个快速启动方案，旨在促进身体的自然年轻化。此外，我还将为你提供一系列生活方式小窍门和一些辅助性的建议，以进一步完善你的整体计划。

Younger for Life饮食方案

饮食对你的皮肤状况和身体健康具有深远的影响，有助于

提升你的外在形象和内在素质,更加强韧地抵御时间的侵蚀。Younger for Life饮食方案专注于五大核心策略,这些策略直接针对延缓衰老过程。

1. 滋养。精选那些能够滋养皮肤(乃至整个身体)的食物至关重要。营养密度是细胞滋养的基石,有助于预防早衰和功能衰退。实现这一目标的最佳策略是尽可能多样化地摄入全食物,以摄取最丰富的营养素,包括蛋白质、碳水化合物、健康脂肪、矿物质以及维生素,特别是维生素C、维生素E和B族维生素。

2. 抗炎。选择有助于减少体内炎症的食物同样重要,这包括那些能够促进肠道微生物多样性并有利于有益菌群的食物,例如富含益生菌的发酵食品和富含益生元的高纤维食物。同时,应避免食用那些加速衰老和促进晚期糖基化终末产物(AGE)形成的食物,因为这些AGE可能会导致皮肤提前老化。

想象一下那些色彩斑斓的水果和蔬菜,它们不仅能够减少皮肤上的皱纹,还能增强我们的免疫系统。不妨在饮食中加入丰富的香草和香料。这些五彩缤纷的食材富含类胡萝卜素和多酚等植物营养素。我们还将特别关注那些具有抗炎作用的健康脂肪,特别是来自海鲜和种子的ω-3脂肪酸,以及来自杏仁、牛油果、橄榄、橄榄油、榛子和夏威夷坚果的单不饱和脂肪酸。

3. 加固。选择能够促进健康胶原蛋白生成的食物至关重要,这有助于抵御因年龄增长而导致的胶原蛋白减少。鉴于皮肤主要由胶原蛋白构成,增强和巩固这些胶原蛋白能显著提升皮肤的紧致度和丰满感。

在我们年轻时，皮肤中的胶原蛋白由紧密排列的纤维构成，类似于木屋的原木结构。然而，随着岁月的流逝，胶原蛋白会逐渐流失。这些原木会遭受磨损，甚至可能散落。现今，众多抗衰老疗法，包括胶原蛋白补充剂、视黄醇霜以及激光疗法，都致力于恢复胶原蛋白的活力，目的是重建和重新排列皮肤中的"原木"。而提升胶原蛋白水平的一个关键方法，便是确保摄入足够的蛋白质。

4. 治疗。选择那些能够中和自由基来减少氧化应激的食物也非常重要。这些食物有助于抵御污染、阳光和其他内外部损伤因素。随着年龄的增长，抵御这些损伤因素的保护机制的效率会逐渐下降，导致活性氧产生，其中最常见的是自由基。金属会因氧化而生锈，我们的细胞也会经历类似的腐蚀过程。

抗氧化剂是身体防御体系的重要组成部分，它们通过向自由基提供电子来中和其活性。虽然我们的身体能够自然产生一定量的抗氧化剂，但通过饮食增加抗氧化剂的摄入量，可以为身体提供额外的营养支持，帮助缓解氧化压力。这相当于在战斗中增加了援军。

5. 净化。采用促进自噬或细胞更新的饮食策略，可以有效地清除老化细胞和细胞器，从而为新生细胞腾出空间。这是一种细胞净化过程。这些策略包括限制热量摄入、实施间歇性断食（你将学会如何根据个人偏好和生活方式选择合适的饮食和断食时间窗口），以及选择性地摄入或限制某些类型的食物以促进自噬。在本计划中，你可以在享受美味如黄油咖啡、牛油果酱、橄榄油、核桃和三文鱼的同时，促进自噬作用。

本方案将启动自体修复过程。你会感到精力充沛，疼痛减轻，抗衰老的效果会在你的脸上和行动中显现出来。你的心情也会变得更好。

自体年轻化

L.D.今年45岁，担任项目经理。在开始Younger for Life计划之前，L.D.的饮食习惯主要是标准的美式饮食，每周大约有7天会饮酒。她长期受到慢性便秘的困扰，因此每天都会服用定量的MiraLAX[①]。在启动该计划之前，她并未服用任何营养补充剂，而且她的日常皮肤护理相当基础，仅限于清洁、保湿和防晒。她的目标是减少老年斑和细纹，同时提升皮肤的水分含量。她尚未完全意识到这个计划将为她带来的巨大益处。

3周后，L.D.向我分享，她的皮肤显得更加清新，触感也变得更加柔滑。旁人纷纷评论她看起来至少年轻了两三岁。她的肤质和皱纹都有了明显的改善，她对自己以及在饮食上的选择感到满意。她的体重减轻了1.5千克，她表示非常喜欢这种饮食方式，并且发现它比预期的要容易得多。她特别钟爱草饲牛肉卷饼，她的朋友和家人都对此赞不绝口，还有搭配开心果青酱的烤蔬菜。她的护肤程序对她而言既简

---

① 一种渗透性软便剂，其有效成分是聚乙二醇。——译者注

> 单又高效。总的来说,她对这个计划赞不绝口,认为它在饮食和皮肤护理方面帮助她取得了显著的进步。
>
> 两个月后,L.D.重新将麸质和乳制品纳入饮食,但是摄入量较以往减少。她坚持进行日常的护肤程序,皮肤的柔滑度和质感持续提升。她表示,朋友们都注意到她看起来更加年轻,皮肤比以往更加光亮、清爽,几乎不敢相信她没有化妆! L.D.还不断感受到身体内部的有益变化,她向我透露,这种饮食方式让她整体感觉良好,并且增强了她的消化功能。

营养补充剂方案

接下来,Younger for Life计划将向你揭示如何利用营养补充剂来促进细胞的再生过程。我们将探讨如何通过全面的营养补充,增强抗炎和抗氧化能力,最大化胶原蛋白的产生以及促进细胞新陈代谢来加速和强化细胞的年轻化过程。补充剂能够提升你从饮食中获得的益处,帮助你的身体运作,并补充你可能无法仅通过食物摄取的营养素。我的简易的抗衰老营养补充剂方案不会让你吞下大把的胶囊补充剂。相反,它提供了一种精简的方法,专门针对提前衰老的迹象,并支持身体的自然年轻化过程。

"2分钟年轻5岁"日常护肤程序

现在,让我向你介绍一个快捷而高效的护肤流程,它能让你的皮肤焕发青春光彩。这主要是一种外部护理方式,皮肤是身体与外界环境之间的第一道防线，因此对皮肤的护理是延缓衰老的有效手段。我将指导你如何选用合适的护肤品来滋养、抗炎、紧致、修复和清洁你的皮肤，这一点至关重要。同时，我也会分享我对众多市售护肤品系列的一些顾虑。

早晨，你需要彻底清洁面部，随后涂抹抗氧化精华，最后涂抹防晒霜，以确保皮肤的清洁、保养，并保护它免受阳光和污染的伤害。到了晚上，再次清洁皮肤，使用含有维A酸的产品进行护理，并根据需要选择使用美白霜和/或保湿霜。每周进行2~3次去角质处理。就是这么简单、高效，并且完全可行。你无须每天早晚花费数小时在镜子前，当然，如果你愿意，你也可以自由欣赏自己逐渐年轻化的容颜！

本部分还包括一些额外的DIY护理方法，你完全可以在家轻松完成。

快速启动方案

Younger for Life计划的下一部分是3周自体年轻化快速启动方案。这是你的机会，将你学到的关于如何利用食物、断食和皮肤护理来逆转衰老过程的所有知识，以一种能带来快速、明显效果的方式，在你的生活中实施。这个自体年轻化的启动方案内容非常强大。它包含两周的教程和食谱，让你始终清晰地知道如何安排日常饮食。这不仅能重塑你的饮食习惯，还能重塑你的认知。

生活方式建议

Younger for Life 计划的最终章节聚焦于生活中可以采取的其他措施，涵盖身体层面和精神层面。科学研究表明，它们实际上有助于缓解压力、提升情绪、改善身体和大脑功能，使你感到更加年轻、充满活力，甚至更加幸福。这主要是一种内在的转变，但你所经历的变化将是深远的。我将向你介绍瑜伽和冥想（它们能够彻底改变你的生活——我就是一个活生生的例子）、压力管理技巧、如何像年轻人一样思考、行动。我还将协助你探索自己的人生目标和使命，因为只有有意义的生活才是真正的生活。

微创手术

最后，如果你对微创手术感兴趣，如果你真的想跨越生活方式的改变，我将向你介绍一些微创的、极其安全且经济的手术选项。根据我的经验，大多数人可能不会选择大型整形手术，而会倾向于选择一种健康的生活方式。然而，如果你在调整生活方式之后，还想尝试使用肉毒素、填充剂或一些最新技术来进一步提升外貌，我将向你提供所有必要的信息。毕竟，我自己也会采用这些方法。

好吧，我们开始吧！让我们从最基本也可能是最有影响力的事情——吃正确的食物开始，对抗早衰，让你每天都能看起来和感觉更年轻。

第二部分

通过 Younger for Life 计划重获新生

第四章

吃出营养

凯西，一位43岁的母亲，肩负着两个孩子的抚养责任。40岁那年，她被确诊患有溃疡性结肠炎，在这之前的日子，她并未给予自己足够的关心。为了不让疾病破坏自己的生活，凯西决定对生活方式进行根本性的调整。凯西曾有10年的吸烟史，但她坚决地戒了烟，并彻底改变饮食模式：她戒掉了碳酸饮料和能量饮料，转而选择饮用纯净水；她减少了加工碳水化合物的摄入，少吃含麸质食品，并且不再吃快餐类食物；她开始吃更多种类的水果和蔬菜，对于肉类的选择，她变得更加挑剔，同时大幅减少食用乳制品。

3年后，困扰凯西多年的痤疮终于消失了。她的皮肤变得光滑而水润，黑眼圈也显著淡化。她的牙齿比以往更加健康，精力充沛，夜晚的睡眠质量有了显著提升，心情变得自生育后从未有过的愉悦和稳定。

凯西的故事并不罕见，我已多次耳闻，即通过简单的饮食调整，人的皮肤状况可以发生显著且令人惊叹的改善，精力和整体健康状况也会得到提升。我们的饮食习惯确实对皮肤的健康、外观以及衰老过程有着深远的影响。这正是 Younger for Life 计划所倡导的核心理念。

吃出营养

食物的主要功能在于提供营养。这一点我们都很清楚。食物有时也能带来快乐，消磨无聊时光，甚至成为家庭聚会或社交活动的焦点。然而，维持身体运转的根本原因在于你摄取食物。食物中所含的蛋白质、碳水化合物、脂肪、维生素、矿物质，以及抗氧化剂和其他抗炎、修复性营养素，特别是植物中的成分（我们对植物中的修复成分才刚刚开始有所了解），对于人们维持生命、保持健康和活力是不可或缺的。

我们摄取的食物为我们提供了必要的营养素，这些营养素能够强化肌肉、促进皮肤更新、修复损伤，并帮助我们抵御细菌和病毒的侵害。食物为我们的肝脏、肾脏、大脑、消化系统以及所有复杂的腺体和平衡过程提供必需的养分。依赖食物，我们得以维持基本生存，或享受营养充足的生活；缺乏食物，我们便无法存活。

这是抗衰老的基础。接下来，我们将深入探讨更为复杂、引人入胜且更具针对性的主题。然而，在此之前，建立坚实的基础至关重要。你或许已经了解应该选择哪些食物，但你是否真正做到了呢？你是否确保摄入了足够的营养素，以支持身体的正常运转？遗憾的是，许多人在这方面做得并不够，这恰恰是导致早衰和多种疾病发生的关键因素之一。

我猜你已经了解，每日摄入高质量蛋白质、复杂碳水化合物以及健康脂肪是很重要的。为了满足身体所需，你应当保持饮食均衡，并选择各种各样的食物，避免尝试那些过于复杂、奇特或非传统的食物。在你打下坚实的饮食基础之前，我建议你不要轻易尝试任何特殊的饮食法。如果你对如何开始感到迷茫，这里有一套适用于成年人的饮食规则，它会确保你能够获得充足的营养。

宏量营养素

三大主要宏量营养素包括蛋白质、碳水化合物和脂肪。众多流行的饮食法都围绕这些营养素展开，有的提倡低脂肪高碳水化合物饮食（常见于避免食用动物产品或试图预防或治疗心脏病的人群），有的主张低碳水化合物高脂肪饮食（所谓的生酮饮食，通常用于减重），还有的强调高蛋白摄入（常见于健美运动员和其他体育运动员）。这些只是宏量营养素话题的几种变体。尽管在宏量营养素的选择上可能存在医学、伦理或功能性的考量，但对大多数人而言，保持这些营养素的均衡摄入是至关重要的。一般建议，大约50%的热量应来自碳水化合物，约20%的热量来自蛋白质，而约30%则来自脂肪。

你或许想知道确切的量，例如每种营养素应摄入多少克。这实际上取决于你的总摄入量。假设你每日摄入热量2000千卡，这通常是活跃健康人群的普遍目标。鉴于1克脂肪提供9千卡热量，而1克蛋白质或碳水化合物提供4千卡热量，为了达到这些宏量营养素的目标百分比，你每日需要摄入大约250克碳水化合物、100克蛋白质和66克脂肪，以满足2000千卡的日常需求。

你可以利用市面上任何一款营养计算应用程序来计算。只需输入你吃的食物，这些应用程序便能为你提供宏量营养素的详细计算结果。

当然，这还没有考虑到蛋白质、碳水化合物和脂肪的质量与来源。这是更深层次的内容。

微量营养素

微量营养素涵盖了维生素和矿物质。美国农业部（USDA）的数据显示，大部分美国成年人并没有摄取足够的维生素A、B_6、C、D和E，以及对维持健康至关重要的矿物质，如钙、钾、镁和铁。此外，作为另一种关键成分，膳食纤维也存在普遍摄入不足的问题——大多数成年人每日至少需要28~30克。

是否可以借助多种维生素、矿物质和膳食纤维补充剂来补充这些营养素？确实可以，但若要确保有效吸收这些营养素，最佳途径还是通过食物摄取。依据美国农业部建议的健康饮食模式及推荐每日膳食供给量（RDA），你需要的营养成分如下。[18]

维生素

维生素A（和β-胡萝卜素[①]）：女性每天约700微克，男性每天约900微克。

核黄素（维生素B_2）：每天约1.2毫克。

烟酸（维生素B_3）：女性每天约14毫克，男性每天约16毫克。

泛酸（维生素B_5）：每天约5毫克。

吡哆醇（维生素B_6）：每天约1.3毫克。

叶酸或叶酸盐（维生素B_9）：每天约400微克。

钴胺素（维生素B_{12}）：每天约2.4微克。

维生素C：每天约100毫克。

维生素D：每天约15微克或600 IU。

维生素E：每天约15毫克。

维生素K：女性每天约90微克，男性每天约120微克。

矿物质

钙：每天约1000毫克，50岁以上女性每天最多1200毫克。

铬：每天20~30微克。

铁：绝经前女性每天约18毫克，绝经后女性每天约8毫克；男性每天约8毫克。

镁：女性每天约320毫克，男性每天约420毫克。

钾：女性每天约2600毫克，男性每天约3400毫克。

[①] β-胡萝卜素是维生素A的前体。在人体内，β-胡萝卜素在酶的作用下可以转化为维生素A。——译者注

硒：每天约55微克。

钠：每天少于2.3克。

锌：女性每天约8毫克，男性每天约11毫克。

并非所有营养追踪应用程序都能提供如此详尽的数据，但确实存在一些能够做到这一点的应用程序，因此建议你多加留意。依据RDA，你可以在追踪过程中识别出自己在哪些方面摄入充足，在哪些方面摄入不足。

一日饮食计划

我并不打算为你制订一个严格的饮食计划，我想强调，多样性是达到最佳营养均衡的关键。选择富含多种营养素的食物是提高饮食营养密度的核心。你可以通过经常改变你的饮食习惯来实现这一点（例如，早餐可以在水果与酸奶、鸡蛋与蔬菜、燕麦与坚果之间交替）。如果你习惯于早餐吃水果和酸奶，那么你可以依据季节的变化来调整食用的水果种类。如果你午餐总是选择沙拉，那么不妨尝试更换蔬菜和蛋白质来源（如鸡肉、牛肉、黑豆、豆腐、三文鱼、虾等）。多样性不仅能为你提供更丰富的营养，还能让你对饮食保持新鲜感，避免厌倦。

Younger for Life计划快速启动方案将引导你探索专为滋养身体而精心设计的膳食方案和食谱。你可以翻至第174页，浏览那些专为快速启动方案量身打造的食谱。它们虽然是为了配合启动方案而设计的，但它们非常美味，你可以在任何时候制作它们，无论你是否处于启动期间。

第五章

抗炎饮食

一旦你调整好了营养摄入，便可以着手解决与早衰紧密相关的问题了——炎症便是首要关注点。炎症是一个广泛使用的术语，它描述了身体对有害刺激的反应，例如受伤时的反应。当你扭伤脚踝导致肿胀，或者膝盖擦伤伤口边缘变红时，这正是炎症在发挥作用。这种现象被称为急性炎症，它是暂时性的。肿胀、发热和发红就像是身体的警报，提示你需要向受伤部位输送愈合资源。

然而，如果你的身体系统持续遭受低水平损伤（如压力、污染、加工食品、酒精、毒品等），炎症带来的影响将是弊大于利的。这种持续的炎症会不断刺激你的皮肤、消化道、内脏以及静脉和动脉的内膜。正是这种炎症，很可能成为许多常见慢性疾病的根本原因[19]，因为你的身体始终没有机会彻底恢复。可以说，没有什么比慢性炎症更能加速身体的衰老过程了。

但实际上，食物可以干预和减少慢性炎症。有4种方法可以通过食物来消除慢性炎症，即摄入抗炎脂肪、多吃支持肠道微生物的食物、多吃滋养肠道微生物的食物、少吃发炎食物。

自体年轻化

唐纳德，一位55岁的男性外科医生，出生于美国密歇根州的一个小镇。他的父母都是医生，常常忙于工作，无暇为家庭准备营养均衡的餐食。镇上除了唯一的一家中国餐馆，其余都是快餐店，因此在童年唐纳德的饮食主要由芝士汉堡、薯条、玉米热狗和糖醋鸡块构成。他习惯用碳酸饮料来搭配这些食物。

身为医生，唐纳德在医学院接受过营养学教育，但成年后的他饮食习惯依旧深受童年影响，偏好快餐和含糖饮料。皮肤科医生诊断他患有湿疹和酒渣鼻，他的脸部皮肤红而脆弱，还不时冒出几颗痘痘。每次见到他，我脑中浮现的词汇便是"慢性炎症"。

当唐纳德步入55岁时，他开始注意到一些比他年长的同事和朋友正面临健康挑战。他意识到，如果不调整饮食习惯，自己可能也会遭遇同样的问题。每天照镜子时，那张发炎的脸庞警示他身体内部正在发生什么。然而，改变并非易事。他已经习惯了50多年的不健康饮食，无法一下就戒掉快餐、油炸食品和碳酸饮料。

尽管如此，唐纳德还是坚持逐步减少这些食物的摄入量，将它们从日常主食转变为偶尔的零食，这就是他所做的。结果,他的精力显著提升,他感觉比15年前还要好。尽管他仍然有酒渣鼻、湿疹和偶尔的痘痘,但他的皮肤状况已经明显改善,不再像以往那样发红和发炎。即使是微小的饮食调整也能带来显著的健康差异,唐纳德就是绝佳例证。

摄入抗炎脂肪

你可能会惊讶地发现,对抗体内和皮肤炎症的有效方法之一,就是增加摄入那些能够降低炎症的健康脂肪。你是否认为脂肪总是有害的呢?实际上,并非所有类型的脂肪都对健康不利。有些脂肪确实会加剧炎症,特别是反式脂肪、经过高温加热的脂肪(例如用于炸薯条和薯片的脂肪)以及未被适量欧米茄-3脂肪酸平衡的欧米茄-6脂肪酸。这些脂肪会加速人体衰老,并可能引发慢性疾病。

然而,还有其他类型的脂肪具有显著的抗炎作用。它们主要分为两大类:欧米茄-3脂肪酸和单不饱和脂肪酸。这两种脂肪酸都能有效对抗体内外的炎症,并有助于皮肤保持水分。

- 例如在高脂肪鱼类如三文鱼、鲭鱼和沙丁鱼中,以及海藻和某些种子中发现的**欧米茄-3脂肪酸**,可以直接干预炎症过程,是人体在受伤后抵御炎症的天然防御机制的一部分。由于人们通常无法摄入足够的欧米茄-3脂肪酸,因此在受伤后可能难以迅速消除炎症。为了帮助你的身体完成自然的愈合过程,请补充足够的欧米茄-3脂肪酸。

- **单不饱和脂肪酸**在多种植物性食物中广泛存在，例如橄榄及橄榄油、牛油果、各类坚果和种子。这些食物有助于缓解由炎症性脂肪和肥胖引发的慢性炎症。[20]此外，它们还能提升高密度脂蛋白（HDL）胆固醇水平，即通常所说的"好胆固醇"水平，这对于预防心脏病具有积极作用。值得注意的是，尽管肉类和乳制品也含有单不饱和脂肪酸，但研究显示，与来源于植物的单不饱和脂肪酸相比，它们可能不具备相同的健康益处，尤其是在降低死亡率方面。[21]

多吃支持肠道微生物的食物

在与炎症的斗争中，你有一个意想不到的盟友：细菌。消化道中的细菌在减轻炎症方面表现得尤为出色。当它们分解那些你自身消化道无法处理的膳食纤维和抗性淀粉时，肠道微生物会生成一系列代谢产物，这些产物对引发体内炎症的巨噬细胞具有抗炎效果。这些代谢产物包括短链脂肪酸和脂多糖，[22]它们不仅显著影响免疫系统，还可能改变皮肤的外观。

我的挚友、皮肤科专家惠特尼·鲍威（Whitney Bowe）博士，著有畅销书 *The Beauty of Dirty Skin*[①]，她致力于探讨肠道健康与皮肤健康之间的联系，并在该领域担任着重要的思想领袖角色。她不仅在科学文献[23]中发表了关于这一主题的开创性文章，

---

① 中文译本《你的皮肤屏障90%可以靠营养修复》，2022年，北京科学技术出版社。——译者注

还详细阐述了肠道-皮肤轴的概念，并研究了微生物群如何对痤疮产生影响。尽管痤疮常被视为青少年时期的问题，但事实上，许多人会在一生中持续面临这一困扰，或者在更年期激素变化时经历复发。

我们进一步认识到，小肠细菌过度生长（SIBO）与酒渣鼻之间存在紧密的联系。SIBO是一种致病性肠道菌群过度增殖并扩散至小肠非常规区域的疾病。[24]此外，胃肠道的自身免疫性疾病——炎症性肠病（IBD）与牛皮癣、酒渣鼻以及异位性皮炎等炎症性皮肤病之间也显示出一定的关联。[25]研究人员还发现，口服益生菌能够改善一些痤疮病例[26]，甚至有助于减少紫外线引起的小鼠皮肤损伤。[27]

肠道菌群对我们的健康、消化功能以及免疫系统发挥着非常重要的作用。某些食物能够提升肠道菌群的抗炎特性，而某些食物则可能有助于引发炎症的细菌和酵母菌增殖。诸如酸奶、开菲尔、韩式泡菜、康普茶、酸菜、天贝和味噌等发酵食品，它们含有与肠道内益生菌相似的微生物群，因此被视为维护肠道健康最理想的食物选择。

尽管存在大量证据表明，平衡的肠道菌群和大量有益的抗炎肠道菌群对健康具有显著益处，但标准的美式饮食却几乎排除了发酵食品。我们的饮食习惯已经变得缺乏益生菌所需的膳食纤维和抗性淀粉，同时也缺少益生菌本身。你可能在当地的快餐连锁店里找不到富含益生菌的发酵食品，但只要稍加留意，在超市里还是可以找到的。一旦你适应了这种酸味，你可能会发现自己实际上非常喜欢这些食物。

韩式泡菜是我钟爱的发酵食品之一。它是一种带有辣味的腌制白菜，深受韩国人喜爱，甚至可以说是他们的日常主食。韩式泡菜作为韩国的传统小菜（一种每餐必备的传统配菜），广受欢迎。我个人对它情有独钟，然而我的妻子和孩子们却对它不太"感冒"。若你觉得韩式泡菜过于辛辣，可以尝试将其浸泡在水中，以减轻辣度，同时不会影响其风味和益生菌。

康普茶是一种富含益生菌的饮料，由发酵的红茶和糖制成，但大部分糖分被细菌消化，因此总体上它的糖分和热量都很低。它是碳酸饮料的一个很好的替代品，因为它既甜又带气泡。我并不推荐儿童饮用康普茶，因为其中可能含有极少量的酒精，但酒精量可能不足以让成年人有什么感觉。我建议每天饮用不超过一杯，特别是如果它添加糖分的话。（同样，对于对咖啡因、酸性或酒精敏感的人，或者孕妇，或免疫系统受损的人来说，我也不推荐饮用康普茶。）

开菲尔是另一种发酵饮料，质地更稀薄，有点像可以喝的酸奶，但比一般的酸奶含有更多的益生菌。[28] 开菲尔也可以用椰汁制成，因此它可以是非乳制的。开菲尔可能是所有益生菌饮料中益生菌含量最高的一种。

如果你喜欢在烤肉上放酸菜，那么恭喜你，至少你已经喜欢上了一种富含益生菌的流行发酵食品。与韩式泡菜不同，酸菜虽然也是由白菜发酵制成的，但它不辣。要选择使用真实细菌培养物发酵而成的酸菜，而不仅仅是浸泡在醋中的。

含有益生菌的两种发酵豆制品是味噌（如味噌汤）和天贝。最好选择有机大豆品种，因为大豆通常会被大量喷洒农药和基因改造（它们是最常见的转基因生物之一[29]）。

那么酸奶呢？这是一种一提到益生菌人们最常想到的流行食物。这就要看情况而定了。很多人对乳制品敏感，吃了会有皮肤反应，甚至不知道是什么原因。这就是为什么我通常避免食用它，并建议其他人也这样做。不过，如果你知道它不会给你带来问题，而且你也喜欢酸奶，那我建议你用草饲奶牛的奶制成的有机酸奶，因为它含有更多抗炎的 ω-3 脂肪酸。

希腊酸奶也含有丰富的蛋白质，有利于胶原蛋白生成，但它也含有大量的酪蛋白，而酪蛋白是一种常见的过敏原。有些人觉得羊奶酸奶比牛奶酸奶更容易消化。你也可以尝试植物酸奶。现在很多品牌的酸奶都是用杏仁奶或椰奶制成的。无论你选择哪种酸奶，最好是原味和无糖的。加入新鲜水果是增加酸奶甜味的最好方法。

多吃滋养肠道微生物的食物

促进有益菌增长的另一种策略是摄取富含膳食纤维和抗性淀粉的食物。这些益生元是你无法消化的，但有益菌却能将其轻易分解。高膳食纤维和抗性淀粉的食物有助于有益菌的繁殖，使它们能够抵御并抑制引发炎症的肠道细菌。美国心脏协会建议每日膳食纤维摄入量为25～30克，然而大多数人并未达到这一标准。

若不为有益菌提供足够的食物,那些以糖和饱和脂肪为食的有害菌就会占据优势,破坏肠道微生物的平衡。因此,建议多吃蔬菜、水果以及全谷物(如果你对麸质敏感,请参考第80页的讨论)。种子也是获取膳食纤维的好选择。膳食纤维的优质来源包括苹果、豆类、牛油果、浆果以及十字花科蔬菜,如西蓝花和卷心菜。

抗性淀粉是一种特殊的碳水化合物,它特别受到肠道有益菌的青睐。有趣的是,增加抗性淀粉摄入的一个有效途径是烹饪富含淀粉的食物,如意大利面、土豆、大米和玉米饼,然后将这些食物放入冰箱冷却。这种方式会使它们产生更多的抗性淀粉,即不易被消化的淀粉。因此,再加热并食用这些食物时,你将能够吸收更多的有益成分。燕麦、未成熟的绿香蕉和芭蕉、玉米及粗玉米粉、黑豆、鹰嘴豆以及腰果都是极佳的抗性淀粉来源。

少吃发炎食物

发炎食物通常含有大量精制糖、精制谷物、饱和脂肪和高温加热的脂肪。我将在第八章详细介绍这些食物。

如果超重,那就减肥吧

适度的超重一般不会触发炎症反应,然而,体内大量脂肪积累却有可能诱发炎症。即便是轻微的体重减轻,通常也能有效降低慢性炎症水平。[30]（虽然本书并非专为减重而著，但若你遵循书中提出的众多原则，可能会无意中减少不必要的体内脂肪。）

水对身体有益

在探讨促进自体年轻化过程的饮料时，水始终是我心中的首选。水能够滋润你的全身，使身体各部分运作更加顺畅。它有助于你的皮肤保持饱满和光滑，同时促进食物消化。你是否摄入了足够的水分来维持健康呢？在理想状态下，我推荐每天饮用8杯水，大约1900毫升。如果你身材娇小，可能不需要这么多；而如果你身材高大或者是运动员，或者工作环境经常暴露在阳光下，你可能需要更多的水分。

水对健康至关重要。脱水可能会扰乱正常的代谢过程，甚至可能加速退行性疾病的发展，缩短寿命。[31] 2021年针对农业工人的研究显示，脱水与急性肾损伤之间存在关联。[32]因此，建议大家多喝水！

然而，并非所有水源都相同。我建议饮用经过过滤的水，以避免摄入自来水中的氯和氟等物质，因为有证据表明，这些物质以及其他自来水中的污染物，如果大量摄入，可能对健康产生不利影响。市场上有多种三重反渗透水过滤器可供选择，因此我建议你选择一款合适的。这是一项值得的投资。

自体年轻化食物清单：抗炎食物

为了实现最佳的自体年轻化和抗炎效果，请经常食用以下推荐食物。

富含 ω-3 脂肪酸的食物

奇亚籽	鲱鱼
鳕鱼	鲭鱼
亚麻籽（磨碎）	牡蛎
草饲牛肉	三文鱼（野生）
大比目鱼	沙丁鱼
海藻	鳟鱼

豆腐（尽可能选择有机豆腐）

金枪鱼（最好是新鲜的，而不是罐装的）

单不饱和脂肪酸含量高的食物

杏仁酱	橄榄
杏仁	花生酱
牛油果	山核桃
榛子	南瓜子
夏威夷果	芝麻
橄榄油	核桃

发酵食品能更好地发挥微生物群的抗炎作用

开菲尔	味噌
韩式泡菜	酸菜
康普茶	天贝
乳酸发酵腌菜	酸奶

高膳食纤维和富含抗性淀粉的食物

杏仁	腰果
苹果	花椰菜
洋蓟心	奇亚籽
牛油果	鹰嘴豆
大麦（如果你对麸质不敏感）	
玉米（和玉米饼）	黑豆
毛豆	黑莓
亚麻籽	蓝莓
绿香蕉	西蓝花
粗玉米粉	糙米
豆薯	抱子甘蓝
扁豆	卷心菜
燕麦	豌豆
梨	芭蕉
干豌豆	爆米花

草莓　　　　　　　　土豆（煮熟并冷却的）
红薯　　　　　　　　藜麦
全麦面食和面包（如果你对麸质不敏感）
覆盆子

第六章

吃出胶原蛋白，紧致皮肤

胶原蛋白占皮肤的75%~80%，随着年龄的增长，胶原蛋白会变得越来越少。胶原蛋白不仅仅是皮肤的组成部分，在人体所有类型的蛋白质中，胶原蛋白也是最常见的。它具有类似基质的结构，通过结缔组织将人体连接在一起，是构成骨骼、肌肉、肌腱、韧带和软骨的主要蛋白质。

胶原蛋白是由氨基酸（构成所有蛋白质的基本单元）构成的。由于它对结构支持非常重要，[34]失去胶原蛋白便等同于丧失了结构的完整性和紧致度。胶原蛋白的减少会导致皮肤松弛、组织脆弱，例如肌腱、韧带和软骨更易撕裂，骨骼也变得更为脆弱，容易发生骨折。胶原蛋白在抗衰老过程中的重要性不言而喻。

促进胶原蛋白生成的食物有助于赋予皮肤和结缔组织结构、强度、弹性和青春活力。选择能促进胶原蛋白健康生成的食物，不仅能使皮肤紧致饱满，还能使肌肉更容易保持，降低运动时受伤的风险。

解决胶原蛋白降解问题已经成为众多抗衰老疗法的核心议题，涉及从补充胶原蛋白、使用视黄醇霜到激光治疗等多种策略。这些方法通过重新排列胶原蛋白纤维，通常能够取得一定的效果。然而，促进胶原蛋白再生的最佳途径是确保摄入充足且多样化的蛋白质。那么，我们应该如何摄取更多高质量的蛋白质呢？提及蛋白质，人们往往会想到肉类，确实，动物产品是生物可利用蛋白质的良好来源。然而，它们并非唯一来源。我认为人们摄入的肉类过多，有令人信服的证据表明，过量的红肉可能会引发炎症。[35]但值得注意的是，许多研究并未区分传统饲养红肉、草饲红肉和加工肉，而一项区分了这些种类的研究表明，食用混合加工处理的红肉会增加炎症风险，但单独食用未加工红肉则不会。[36]这表明加工肉可能比传统饲养红肉更不利，而草饲牛肉实际上并不具有促炎性。我的那些遵循原始人饮食习惯的朋友（他们努力践行一种在加工食品出现之前，甚至在农业出现之前人类的自然饮食方式，当时谷物吃得较少）认为，新鲜的草饲牛肉是最健康和营养密度最高的食物之一，他们可能是正确的。

在我看来，美国人仍然倾向于过度食用肉类。我个人更喜欢大部分时间吃素食。我钦佩那些完全选择植物性饮食的人，但我也认为饮食是高度个人化的，不同的人选择不同的饮食，这是个人决定。当我吃肉时，我会尽量选择质量好的肉。我建议你也这样做，并且我建议控制食量——大约和你手掌大小差不多，或者稍微少一些。

肉的质量是否会对其中蛋白质促进胶原蛋白生成及抑制其降解的作用产生影响呢？我尚未发现这方面的明确证据。然而，使用玉米等廉价谷物（甚至低品质饲料）饲养动物，并不符合它们的自然习性，这样喂养的动物肉组织中通常含有较高比例的潜在 ω-6 脂肪酸。相比之下，以草料喂养、放牧或野生捕获的动物，其组织中往往富含 ω-3 脂肪酸。因此，从抗炎的角度考虑，有机养殖、草料喂养、放牧以及野生捕获的动物产品可能更为理想。如果经济条件允许，我建议尽可能选择更优质的肉类。

喝骨汤是一种有效的手段，帮助实现两个主要目标：饮食补充胶原蛋白以及调节肠道菌群。这种汤品是通过长时间熬煮动物的骨头和软骨来制作的，你可以根据个人口味添加醋和各种香料。为了确保汤品的纯净度和营养价值，建议选用有机骨头。熬制时间通常为 24~72 小时，你可以选择使用慢炖锅，或者为了缩短时间，使用高压锅来加快熬制过程。在这一过程中，骨头和软骨中的胶原蛋白会溶解于汤中，并最终转化为明胶。

如果骨汤真的富含胶原蛋白，那么当你将其冷藏时，它会变成凝胶状。只需加热，凝胶就会再次变成汤，成为一种令人舒适愉悦的餐点或小吃，这真的可以促进胶原蛋白生成。据我所知，虽然没有发表的科学研究来支持这一点，但包括我的好朋友凯特安·特佩鲁奇博士（Dr. Kellyann Petrucci）在内的许多整体健康从业者发现，喝骨汤可以改善皮肤的外观，而且有许多研究证明摄入胶原蛋白对皮肤外观有积极的影响。[37]

有机肉

有机、草饲、放养或野生捕捞的动物肉是否更优？在许多方面，可能是的。在某些方面，肯定是的。我总是尽量选择这种肉。这不仅仅是因为它们通常含有更健康的脂肪，还因为这些动物在养殖过程中受到了更为人道的对待（至少理想情况下应当如此）。虽然快乐的动物未必能产出营养价值更高的肉类产品，但这依然让我内心感到安宁。

也有证据表明，在更接近自然状态的环境中养殖动物对环境具有积极影响，而减少肉类消费总体上也可能带来益处。研究指出，养殖动物会释放大量温室气体。[38] 在传统养殖模式下，动物往往需要注射大量抗生素来预防因不卫生的生活条件而引起的感染。[39] 这些肉中的抗生素残留物最终会进入人体，因此，减少肉类消费、选择质量更好的肉，不仅对健康有益，对环境和其他生物的福祉也可能产生正面影响。

选择优质肉还有其他特殊的健康益处。

1.草饲牛肉比传统谷饲牛肉含有更多的 ω-3 脂肪酸，后者则含有较高比例可能引起炎症的 ω-6 脂肪酸。[40] 草饲牛肉还可能比谷饲牛肉含有更多的共轭亚油酸（CLA）。[41] CLA是一种脂肪酸，已被证明可以帮助人们减重，特别是减少体内脂肪。[42] 因此，如果你正在尝试减肥，草饲牛肉甚至可能帮助你达到这个目的。最后，草饲牛肉比谷饲牛肉含有更多的抗氧化类胡萝卜素。[43]

2. 放养或有机鸡肉比传统养殖的鸡肉更不可能有抗生素抗性。[44]事实上,《消费者报告》(Consumer Reports)发现,97%的生鸡胸肉受到潜在致命的抗生素抗性细菌污染,包括沙门氏菌、金黄色葡萄球菌和肠球菌。[45]尽管没有任何确凿的证据表明,放养或有机鸡肉在营养价值上优于传统养殖的鸡肉,但无可争议的是,放养的鸡享有更高质量的生活。即便是那些标榜为"自由放养"的鸡,实际上可能也生活在拥挤的谷仓内,从未真正踏出户外,因为美国现行法律对"自由放养"的定义仅限于鸡有接触户外的可能,并不保证它们实际上会在户外活动。至于"无笼养殖",仅仅说明鸡不在笼中生活,但并不排除它们可能生活在卫生条件极差的室内环境中。因此,我们不应被这些术语所误导,因为它们可能并不反映鸡的真实生活状况。

3. 牧场饲养的猪肉也不易滋生抗生素抗性细菌,[46]而且可能比传统饲养的猪肉含有更多的有益脂肪[47]和维生素E。[48]在野外,猪通常喜欢吃水果、蔬菜、肉、草。而牧场饲养的猪主要吃玉米和大豆。

4. 野生捕捞的鱼更有可能含有较低水平的潜在有害化学物质,如多氯联苯和二噁英[49],并可能含有较高水平的抗炎 ω-3脂肪酸。[50]经过研究验证,养殖鱼往往含有较高水平的污染物。相比之下,食用野生捕捞的冷水鱼,如三文鱼和鲭鱼,是更为理想的选择,因为它们富含 ω-3脂肪酸。若你不

> 吃鱼，也不倾向于使用鱼油作为补充剂，那么藻类补充剂是获取 ω-3 脂肪酸的另一种有效途径。

你还可以从富含蛋白质的植物性食物中获取胶原蛋白。杏仁、核桃、开心果、栗子、巴西坚果和榛子等坚果富含蛋白质、健康脂肪和膳食纤维，因此它们能从多个角度解决抗衰老问题。种子的脂肪含量通常低于坚果，但却富含对皮肤有益的成分，如蛋白质、健康脂肪、锌和大量营养素。最好的是葵花籽、奇亚籽、南瓜子和大麻籽。

豆类，包括扁豆、鹰嘴豆、腰豆以及白豆，是蛋白质、膳食纤维、维生素和矿物质的重要来源。对于素食者而言，这些食物显得尤为重要。大豆及其制品，如豆腐和天贝，同样属于豆类。然而，正如我之前所述，大部分大豆产品被转基因技术改造。尽管转基因食品对健康长期影响的研究尚未得出明确结论，但确实存在一些令人关注的问题。[51]因此，我认为，若你有条件购买有机食品，并且愿意承担更高的费用，那么选择有机食品是值得的。如果没有这样的条件，也不必过于焦虑。你所摄入的食物种类比是否有机更为关键。我更倾向于建议你吃一个常规种植的苹果，而不是一块有机饼干。

关于豆类食品的一个常见争论点是它们含有抗营养素。这些化合物可能会干扰钙、铁和镁等关键营养素的吸收。与豆类相关的两种主要抗营养素是植酸和凝集素，有观点认为它们可能对消化道造成损害，并阻碍矿物质的吸收。[52]然而，如果在烹饪前将干豆浸泡12~24小时，并让其发芽，随后再进行煮沸处理，这些抗营养素就会被失活化。此外，加少量小苏打到水中，可以进一步中和抗营养素。浸泡还可以让有益菌通过发酵作用消化掉许多抗营养素。高压烹饪同样能够中和抗营养素。通常，罐装豆类都是通过中和抗营养素的处理方式来制作的。

在我看来，只要准备得当，豆类是自体年轻化饮食的重要组成部分。几个世纪以来，人们一直食用豆类。这是一种天然食品，对健康有很多好处。我认为，你不必太在意那些声称豆类有危险或试图说服你不要吃豆类的人。

摄入胡萝卜素

吃富含 β-胡萝卜素（维生素A的前体）的食物，可以从两个层面抗击衰老，对皱纹形成双重防御！首先，β-胡萝卜素作为一种抗氧化剂，我将在下一章详尽阐述其作用。其次，它对视力具有显著的益处，这或许解释了为何你的母亲总是强调要多吃胡萝卜。此外，你的身体能够利用胡萝卜素来合成胶原蛋白。通常，任何呈现橙色的水果或蔬菜都富含胡萝卜素。

水果和蔬菜

不仅仅是我一个人认为，多吃水果和蔬菜有助于延缓衰老过程——尽管我确实有理由这么认为。我的父母在韩国长大，他们的日常饮食主要以米饭、水果、蔬菜和鱼类为主，即便现在生活在橙县，他们依然保持着这样的饮食习惯。我的父亲已经80多岁，而我的母亲也即将步入这个年龄段，他们俩都期望能活到百岁。观察他们和我的祖父母的饮食方式，再看他们所达到的高龄，对我来说，足以证明多吃水果和蔬菜是长寿和保持年轻的关键。

众多研究为这一观点提供了支持。研究显示，那些日常饮食中包含更多水果和蔬菜的人，其衰老速度比那些不食用这些食物的人要慢。一项国际性的研究揭示，饮食中富含蔬菜、豆类和橄榄油的人群，其衰老过程明显放缓；相反，偏好黄油、人造黄油、牛奶和糖[53]的人群，衰老速度则有所加快。另一项涉及4000多名40~74岁美国女性的研究发现，高摄入量的维生素C（常见于多种有色水果和蔬菜中）与较少的皱纹[54]相关联，而高脂肪和高碳水化合物的摄入则与较多的皱纹相关。请记住，我们的皮肤是身体健康的"魔镜"，而抗氧化剂可能是维持健康的秘诀之一。

自体年轻化食物清单：促进胶原蛋白生成的食物

为了维持皮肤的紧致度、弹性和青春活力，我建议你在日常饮食中增加富含促进胶原蛋白生成的食物。

高蛋白食物

杏仁、杏仁酱　　　　　　牛肉

水牛/野牛肉	奇亚籽
鸡胸肉	鳕鱼
鸡蛋	麋鹿肉
亚麻籽	火腿
汉堡	羔羊肉
扁豆	花生、花生酱
开心果	猪排或里脊肉
蛋白粉（尤其是使用豌豆和/或大米蛋白制作的产品）	
南瓜子	三文鱼
虾	大豆（最好是有机的）
葵花籽	天贝
罗非鱼	豆腐（硬质或特硬的）
金枪鱼	火鸡
酸奶	

富含 β-胡萝卜素的食物

杏（尤其是杏干）	木瓜
哈密瓜	桃
胡萝卜	南瓜
深绿色叶菜	红薯
芒果	冬南瓜（奶油南瓜、橡子南瓜）
油桃	

第七章

吃出抗氧化剂的疗效

人们常常将具有抗炎特性的食物与那些富含抗氧化剂的食物混淆,这是可以理解的,因为这两者之间存在许多相似之处。许多食物不仅含有抗氧化剂,还展现出抗炎的效用。此外,自由基与炎症之间存在相互促进的关系,自由基可以引发炎症,而炎症又会加剧自由基的产生,因此它们的作用机制是交织在一起的。[55] 为了理解抗氧化剂的作用,首先需要了解自由基的概念。

你的身体不断地通过新陈代谢和消化等生理过程消耗能量。正如所有能量消耗活动一样,身体会产生废物。这些废物,即身体能量消耗的副产品,被称为活性氧(ROS),属于含氧的自由基种类。接触香烟烟雾、环境污染、辐射、紫外线照射以及某些药物等有害物质,还有食用加工食品、摄入酒精、食用油炸食品、经历炎症和感染、采取久坐不动的生活方式、有过度的精神压力、上了年纪或运动过量(当你没有给自己足够的休息时间或足够的恢复时间时),[56] 都会导致这些副产品的产生。

含氧自由基至少缺少一个电子，因此它们会试图从健康细胞中夺取电子，破坏细胞结构和/或DNA。这个过程被称为氧化作用。这是一个自然现象，因为自由基的产生是人体正常生理功能的不可避免的副产品。我们的身体本就具备处理自由基的能力。然而，当生活方式导致自由基的产生超出身体的处理能力时，自由基就会突破身体的防御系统，身体进入氧化应激状态。在该状态下，自由基开始造成显著的损害，如胶原蛋白和弹性蛋白的分解，导致皮肤松弛、变薄、皱纹增多，更不用说对器官和血管内部造成的损伤，最终可能引发慢性疾病。幸运的是，我们有简单的方法来对抗自由基——摄入抗氧化剂。抗氧化剂通过提供电子来中和自由基，避免其对细胞造成伤害。为了帮助身体抵御自由基的攻击，建议多食用富含抗氧化剂的食物。颜色鲜艳和深色的水果与蔬菜是极佳的选择。正是这些食物中的抗氧化剂赋予了它们漂亮的色彩。植物性食物中的一些主要成分，正是你对抗自由基的有力盟友。

- **维生素C**是最重要的抗氧化剂之一。它不仅有助于减少皱纹，还能促进皮肤中胶原蛋白和弹性蛋白的生成。维生素C是一种水溶性维生素，这意味着任何过量的维生素C都会被身体无害地排出，所以你真的不用吃太多含维生素C的食物（过量服用维生素C补充剂可能会导致消化不良）。这就是水溶性维生素的一个优点。然而，不利的一面是，它不能在人体内储存。因此，我建议每天至少摄入两份富含维生素C的食物。[57]还要注意的是，水果和蔬菜在采摘后维生素C会降解，所以越新鲜的果蔬，维生素C含量越高。购买果蔬的最佳地点是当地的农贸市场，那里的果蔬更有可能是最近才收获的，因此格外新鲜，富含维生素C。

- **维生素E**具有保护皮肤免受紫外线辐射和防止自由基损伤的功效。与水溶性维生素C不同，维生素E是脂溶性的，可以储存在脂肪细胞中。因此，每天吃维生素E并不那么重要，但我建议每周至少吃几次富含维生素E的食物，如葵花籽、杏仁、花生酱、牛油果和深绿色叶菜。你可能还注意到，许多护肤精华液中都含有维生素E。

- **类胡萝卜素**是一种植物色素，能使水果和蔬菜呈现红色、橙色、黄色，有时也会呈现绿色，它是强效的抗氧化剂和抗炎药。类胡萝卜素的子类包括番茄红素、叶黄素和玉米黄素。

- **番茄红素**使水果和蔬菜呈红色（如西瓜和番茄），是最重要的抗氧化剂之一。烹饪熟的番茄是番茄红素最好的来源，不仅因为番茄红素被浓缩了，而且因为它是脂溶性的，所以加点油后会更容易被人体吸收。因此，下次做意大利面酱时，加一点橄榄油。番茄红素对皮肤很好，一些研究表明番茄甚至可以保护皮肤不被晒伤[58]（不过还是要涂抹防晒霜）。

- **叶黄素和玉米黄素**不仅仅是消灭自由基的"杀手"，它们还被证明可以保护皮肤，尤其是眼睛，免受紫外线的伤害。[59]这些类胡萝卜素在煮熟的绿叶蔬菜中最常见，也存在于三文鱼和鸡蛋中。

让身体更年轻的抗氧化剂来源

除了富含抗氧化剂的蔬菜、水果、豆类和坚果，一些最强效的抗氧化剂来源还包括药草、香料和饮料等。以下是一些更强效的抗氧化食物。

- **药草和香料**（特别是干燥的，因为它们是浓缩的）含有比其他大多数食物更多的抗氧化剂——这一事实往往在人们认为它们没有真正营养价值的情况下被忽视。[60]无论是罗勒、百里香、肉桂还是小茴香，将这些药草和香料加入食物中，不仅能提升口感，还能发挥更多有益作用。它们还具有抗氧化的特性，因此应多加使用。特别是丁香，它在所有香料中抗氧化剂的含量是最高的。
- **黑巧克力**是指可可含量至少在70%～80%的巧克力。可可含量越高，抗氧化剂含量就越高。一项研究表明，黑巧克力的抗氧化活性高于红葡萄酒或绿茶！[61]通常，优质的巧克力包装上会标注可可含量的百分比。相比之下，低可可含量的巧克力往往缺乏这样的标识。纯黑巧克力的甜度较低，如果习惯了，你会越来越欣赏它的风味。记得小时候，甚至在青年时期，我偏爱的是牛奶巧克力。然而，随着年龄的增长以及对健康知识的不断积累，我逐渐转向了黑巧克力的怀抱。如今，牛奶巧克力对我来说，口感如同蜡质一般。只有当你能够欣赏未加糖的生可可豆碎，也就是纯可可豆时，你才能真正称得上是巧克力的狂热爱好者。不妨尝试将它们融入冰沙中，不仅能增强抗氧化的效果，还能带来一种纯粹的如天堂般的巧克力体验。

- **绿茶**富含两种强效抗氧化剂：儿茶素和茶多酚。[62]这可能是最强效的抗氧化饮料——绿茶中的儿茶素已被证实能显著增强维生素C和维生素E的功效，比维生素或儿茶素本身更能提高抗氧化活性。[63]

  下一次，当你在寻找一种完美的饮料来搭配（富含维生素C的）水果沙拉或（富含维生素E的）花生酱三明治时，绿茶可能就是你的最佳选择。

- **抹茶**堪比浓缩版的绿茶，它是由精选的绿茶茶叶经过晒干和精细研磨成粉末，再与热水充分混合而成的。饮用抹茶时，你实际上是在品尝茶叶本身，而不仅仅是茶水。抹茶的抗氧化剂含量是普通绿茶的2～10倍，但同时，它也含有较高的咖啡因，这使抹茶既能够激发活力，也可能导致身体脱水。另外，抹茶的风味浓郁，不是每个人都能接受的。对于抹茶爱好者来说，我建议每日饮用量不超过一杯。

- **咖啡**富含抗氧化剂，包括类黑素、绿原酸、阿魏酸和咖啡酸。[64]经常喝咖啡的人似乎心脏病、痴呆、某些癌症和2型糖尿病的患病风险较低。然而，它可能会提高一些人的血压，如果你喝完咖啡后不刷牙，它还可能使你的牙齿变色。

老实说，如果你能耐受咖啡因，那么最令人担忧的是，咖啡中往往添加了不健康的成分。尽管我女儿对这种"杯装甜点"情有独钟，但与她一起时，我仍然避免点那些加了鲜奶油和糖浆的摩卡焦糖拿铁。奶精、糖、香精和牛奶，如果你频繁大量摄入，这些都可能成为健康隐患。

我推荐饮用黑咖啡，并加入少许肉桂以提升其抗氧化剂含量，同时添加一勺水解胶原蛋白，这样在不改变原有风味的同时，还能促进皮肤健康。如果你偏好在咖啡中加入奶类，建议尝试无糖杏仁奶、燕麦奶或其他植物奶，以柔和咖啡的口感。请记住，咖啡具有轻微的利尿作用，能够促进水分排出。这可能会导致皮肤干燥和增加皱纹，因此建议每饮用一杯咖啡后，补充一杯水。为了保持皮肤的水润，一天内咖啡的摄入量不宜超过3杯。如果你发现饮用咖啡会引起焦虑或不安，那么请减少摄入量。

关于黄油咖啡

黄油咖啡，更常被称为防弹咖啡，包含1~2汤匙未加盐的黄油或酥油（最好来自草饲牛）、1~2汤匙MCT油（中链甘油三酯，你可以在健康食品店买到。建议慢慢开始使用MCT油，因为消化系统需要一些时间来适应它。有些人使用椰子油代替MCT油。椰子油含有MCT油，但浓度较低），以及一杯优质咖啡。将这些全部混合在一起，就能得到一杯奶油般顺滑、泡沫丰富的美味饮料。

黄油咖啡有其益处。草饲黄油或酥油含有健康的ω-3脂肪酸，比普通黄油多约25%，这使得黄油咖啡足以饱腹，可以作为早餐。同时，MCT油可以提高你的新陈代谢，理论上帮助你燃烧脂肪。[65]

但它也含有大量的饱和脂肪，这对一些人没有影响，但对另一些人，包括那些有心脏病的人，并不友好。我认为黄油咖啡应该是一种偶尔的享受，特别是在寒冷的冬日早晨。

- 除了戒烟，每日适量饮用一小杯**红葡萄酒**或许是维护健康与外貌的最佳选择之一。自古希腊时代起，红葡萄酒对健康的益处便受到人们的赞誉。到了20世纪90年代，在*60 Minutes*中名为*French Paradox*[①]（法国悖论）的一集播出之后，喝红葡萄酒迅速成为一种潮流。法国人虽然习惯于食用高脂肪食物，但心脏病的发病率却相对较低，这促使人们探究饮用葡萄酒是否能够解释这一现象。当医生们证实了葡萄酒的健康益处后，无须媒体再强调，公众也乐于接受这一观点。如今，我们对葡萄酒为何具有这些功效有了更深入的了解：它富含抗氧化剂，尤其是多酚类物质白藜芦醇，在红葡萄酒中含量尤为丰富，这是因为白藜芦醇在

---

① 这集的内容主要涉及丰富的食物和红葡萄酒如何使人保持健康。——译者注

葡萄皮中的含量最高。(在酿造白葡萄酒的过程中,葡萄皮通常在着色之前就被移除了。但白葡萄酒爱好者可能会发现,霞多丽是白葡萄酒中抗氧化剂含量最高的品种。)实验室研究表明,白藜芦醇对动物有抗衰老作用,[66]但目前还没有关于白藜芦醇对人体影响的大规模科学研究。在此之前,若你对葡萄酒情有独钟并习惯于日常饮用,那么建议你在每晚用餐时享用一小杯(与食物一同享用)。过量饮酒,可能导致脱水和酒精的毒性效应,可能会加剧骨质疏松、糖尿病、高血压、脑卒中、溃疡以及记忆力衰退等问题,实际上可能会让人感觉和看起来更加衰老。[67]因此,一小杯似乎是最理想的选择。如果你希望增强抗氧化效果,可以在品鉴红葡萄酒的同时搭配一块黑巧克力。

如果你不饮酒,或者不喜欢饮酒,那么喝红葡萄酒当然并非必须。补充抗氧化剂还有许多其他方式。来点真正的葡萄吧。其他富含白藜芦醇的食物还包括花生、可可、蓝莓和蔓越莓。[68]

有机红葡萄酒

我并非红葡萄酒的狂热爱好者。尽管我明白适量饮用红葡萄酒可能对健康有益,但我的工作与生活方式使我无法像我所期望的那样频繁地享受它。因此,尽管我饮酒频率不

> 高,但每当品鉴时,我总是偏爱Dry Farm Wines[1]。它的酒以纯净和卓越品质著称,是不添加糖分,不含农药、除草剂、人工色素及商业酵母的纯手工酿造精品。它们是有机的,也是我所知的唯一喝后不会红脸或次日感到宿醉的红酒。

自体年轻化食物清单:抗氧化食物

以下这些食物富含抗氧化剂,其中许多还具备抗炎特性。建议你尽可能地多选择这些食物。

富含维生素C的食物

黑莓	甜瓜	蓝莓	橙子
西蓝花	番木瓜	抱子甘蓝	菠萝
卷心菜	石榴	哈密瓜	覆盆子
花椰菜	红椒	醋栗	大黄
葡萄柚	草莓	羽衣甘蓝	红薯
猕猴桃	橘子	芒果	番茄

富含维生素E的食物

杏仁	杏干	芦笋	芒果
牛油果	花生	甜菜叶	南瓜

---

[1] Dry Farm Wines 是一家专注于生产高品质葡萄酒的酒庄。——译者注

| 西蓝花 | 菠菜 | 奶油南瓜 | 葵花籽 |
| 胡萝卜 | 小麦胚芽油 | 羽衣甘蓝 | |

胡萝卜素含量高的食物

芝麻菜	葡萄	西蓝花	羽衣甘蓝
抱子甘蓝	猕猴桃	卷心菜	橙椒或黄椒
哈密瓜	欧芹	胡萝卜	罗马生菜
羽衣甘蓝	菠菜	玉米	芜菁叶
南瓜	红薯		

其他富含抗氧化剂的食物

| 咖啡 | 黑巧克力 | 绿茶 | 红葡萄酒 |

第八章

应避免的加速衰老食物

我倾向于专注我们可以采取哪些措施来促进自体年轻化,但在饮食方面,如果我们希望避免食物加速我们的衰老过程,那么我们也应该考虑避免一些不良的饮食习惯。许多食物含有高热量却缺乏营养价值(换言之,它们缺乏必要的营养素)。还有一些食物会严重损害我们的健康,例如那些可能引发炎症、减少胶原蛋白生成和产生过量自由基的食物。尽管我们偶尔也会吃这些食物,但它们绝不应该成为追求身体年轻化的人的日常饮食内容。

食物如何导致衰老

我曾告诉过你,身体和皮肤的衰老主要是由5个过程造成的,它们是:

1. 营养消耗
2. 发生炎症

3. 胶原蛋白降解

4. 自由基损伤（氧化应激）

5. 自噬功能下降（导致细胞废物堆积）

引起衰老过程的食物是应当极力避免的，因为它们会加速内脏老化、皮肤老化，甚至可能缩短你的寿命。这些食物分为不同的几类，每一类都以多种方式促进衰老。

某些食物实际上会促进老化过程，这意味着它们可能促进晚期糖基化终末产物，也就是我之前提到的AGE的形成。简而言之，当糖分与蛋白质或脂肪发生反应，损害健康细胞的结构和功能时，AGE便产生了。[69]糖分子附着在皮肤的胶原蛋白和弹性蛋白上，导致它们变形，从而引发皱纹和皮肤松弛。

但这不仅仅是糖的问题。脂肪和蛋白质含量高的动物性食物自然含有大量AGE，[70]在烹饪过程中，食物中的AGE含量往往会增加。实际上，任何经过高温处理（如烘烤）的食物，尤其是油炸食品，都可能含有较高水平的AGE。[71]高AGE含量的食物包括红肉、高脂奶酪、黄油、人造黄油以及各种油类、烤制坚果、蛋黄和油炸食品。然而，任何形式的高温烹饪，包括烧烤和烤炙，都会导致食物中AGE含量上升。[72]什么食物的AGE含量最高呢？答案是培根（因为它既含糖分也含脂肪）。

这些复杂的化合物可能加速人体从内到外的衰老过程。它们可能诱发内脏器官和皮肤的慢性炎症，并与过早出现的皱纹，多种疾病如糖尿病、心脏病、白内障以及痴呆的发生密切相关。[73]

除了含有AGE，有些食物还会促进产生自由基。这些食物通常是经过高度加工的食物，因此它们在人体内几乎就像有毒化学品一样，通过产生破坏性活性氧而损害健康功能。

这些食物包括已被氧化的脂肪和油——那些变质的或反复用于煎炸的，以及经过化学防腐处理的加工肉类（如培根、香肠和熟食肉类）。血液中过量的糖分，这在糖尿病或糖尿病前期患者以及那些饮食中大量摄入精制谷物和糖分的人群中很常见，也能导致自由基过量产生。[74]此外，酒精在肝脏分解过程中同样能产生自由基。同时，它还会削弱身体产生和利用抗氧化剂的能力。

炎症本身是食物导致早衰的另一种方式。最容易引起炎症的食物是油炸食品、含有大量加工糖的食物（尤其是含糖饮料）、精制谷物（如白面和白米饭）、腌制肉类（如熏肉、萨拉米香肠、热狗和火腿），以及高度加工的食品。[75]你是否注意到了一些反复出现的"罪魁祸首"？

含有丰富ω-6脂肪酸的食物同样可能触发炎症反应。虽然我们需要ω-6脂肪酸促进炎症反应（较少引起炎症的食物包括核桃、花生、葵花籽、豆腐、油和鸡蛋），但ω-6脂肪酸必须与ω-3脂肪酸保持平衡，来缓解炎症。因此，ω-6与ω-3脂肪酸的比例至关重要。遗憾的是，在现代美国人的标准饮食中，ω-6脂肪酸的摄入量过高，而ω-3脂肪酸的摄入量则相对较低。为了达到理想的健康状态，这一比例应接近1∶1。你可以通过增加食用富含ω-3脂肪酸的食物，如鱼类和其他食品，并减少食用富含ω-6脂肪酸的食物，尤其是那些含有大量植物油的食物，如葵花籽油、玉米油、大豆油和菜籽油，来调整这一比例。

除了关注食物的选择，我们还应该考虑进食的频率。如果你整日频繁进食，特别是大量摄入蛋白质和碳水化合物，你的身体将缺乏必要的休息时间来清除细胞废物，这可能会加速衰老的过程。

不同类型的食物会以不同的方式影响衰老过程，因此，让我们更细致地探讨食用某些可能加速衰老的食物会带来哪些影响。

精制碳水化合物和糖

精制碳水化合物和糖通过糖化作用形成AGE以及增加炎症来加速衰老过程。然而，美式饮食中超过40%的热量来自糖和精制谷物，对许多人来说，这一比例甚至更高。平均每个美国人每年消耗约69千克的糖，而且每天大约有20%的热量来自含糖饮料——碳酸饮料、运动饮料、甜茶、加糖咖啡和果汁。[76]一项研究表明，每年有18.4万人死于饮用含糖饮料的影响，这些饮料已被证明可导致或加剧肥胖、心脏病、癌症和2型糖尿病。[77]

糖和精制谷物通常缺乏必需的营养素，这可能会导致营养不足。全谷物中天然存在的维生素和矿物质在加工过程中大多被移除，仅留下淀粉和糖，这可能导致身体本能地寻求额外的食物以补充缺失的营养。这或许是糖和精制谷物使人感到更饥饿的一个原因。这种饥饿感可能会引发过度进食和体内脂肪的过度积累，而其本身就可能引发炎症。

从严格意义上来讲，我们并不需要吃任何糖或精制谷物，但我们的身体确实需要糖——我们主要从含有碳水化合物的食物中摄取糖。基本上我们吃的所有东西都会被分解成糖，或者更准确地说，是葡萄糖，而葡萄糖是身体首选的燃料来源。葡萄糖和胰岛素共同作用，将食物转化为能量。每次进食时，你的胰腺都会分泌胰岛素，将葡萄糖送入细胞。然后细胞可以使用葡萄糖作为能量。这个过程发生的速度，以及你的血糖和胰岛素水平的高低，取决于你吃什么以及吃了多少。

如果你吃的食物血糖指数非常高（这是衡量食物平均多快提高血糖水平的一个指标），你的血糖可能会急剧升高，导致胰岛素激增，这又可能导致血糖过低和整体血糖不稳，因为过多的胰岛素会把太多的葡萄糖推入细胞。当这种情况频繁发生时，你的身体细胞（如肌肉和脂肪细胞）可能会对胰岛素的效果产生抵抗。它们开始将葡萄糖拒之门外，让它在血液中循环。这会推高血糖，可能导致糖尿病前期，最终导致2型糖尿病。当你吃得过多时，同样的现象也会发生。你的血糖飙升，你的胰岛素也会飙升。这就是人们所说的"血糖过山车"现象。

为了保持血糖和胰岛素水平稳定，应吃更小分量的食物，并多吃低血糖指数的食物。一个健康的身体通常能够处理偶尔的高血糖峰值和胰岛素激增，但当这些发生得太频繁时，问题就出现了。它们会损伤我们的细胞，导致过早衰老。

除了不稳定的葡萄糖/胰岛素平衡，高血糖还带来其他负面影响。甚至在人体细胞对胰岛素的作用产生抵抗之前，高血糖就会对皮肤产生明显的不良影响，使皮肤更加油腻，容易长痘。例如，一项研究发现，低血糖饮食与年轻男性痤疮发病率较低有关。[78]

高血糖同样会触发糖化，正如我之前所述，当葡萄糖（以及果糖）与胶原蛋白和弹性蛋白结合时，会破坏它们，进而导致皮肤紧致度和弹性的丧失。[79]实际上，那些甜甜圈可能会让你的皮肤变得松弛，而这些老化迹象可能在35岁左右变得显而易见。如果你持续食用这类甜点（或其他垃圾食品），随着年龄的增长，情况可能会进一步恶化。[80]更明确地说，一项发表于《美国临床营养学杂志》（The American Journal of Clinical Nutrition）的研究表明，[81]摄入较多碳水化合物的人群会经历更为严重的衰老过程。这里需要提醒大家的是，问题通常出在精制碳水化合物和糖上——而像全谷物和豆类这样的复杂碳水化合物，适量食用则对肠道微生物群有益。

胰岛素飙升也会带来问题。首先，它会导致油脂分泌增加，睾酮增加，尤其是对女性而言，这会导致痤疮爆发。这就是患有多囊卵巢综合征（PCOS）的女性往往有血糖问题，也往往有较高的睾酮水平和痤疮问题的原因之一。

胰岛素过量的另一个不良后果是慢性炎症，这种炎症可能在身体内外引发老化效应。除了与多种慢性疾病相关联外，慢性炎症还可能加重酒渣鼻和皮疹，促进油脂分泌，并破坏皮肤中的胶原蛋白和弹性蛋白。

那么，如何有效控制血糖和胰岛素水平呢？我最推崇的策略是减少食用加工食品和高血糖指数的食物,尤其是精制的简单碳水化合物,如白面包、土豆、白米以及由白面粉制成的烘焙食品,还有那些添加了糖的食品。

果糖:一些人认为水果"不健康"的原因

水果对身体有害吗?当然没有。水果是最健康、营养最密集的食物之一。然而,水果含有名为果糖的天然糖,这种糖可能对血糖产生不利影响。你可能已经知道,高果糖玉米糖浆是一种高度加工和超精炼的甜味剂,对健康和血糖稳定性极为不利,但有些人也会因为食用高果糖的新鲜水果,如葡萄、菠萝、西瓜、过熟的香蕉、干果和罐装水果而出现血糖升高。低果糖水果包括浆果、苹果和柑橘类水果(尽管甜橙是柑橘类水果中果糖含量最高的),对于那些血糖稳定性有问题的人来说,这些可能是更佳的选择。对于健康人群,老话是真的!一天一个苹果确实可以让你少去找医生。对于有糖尿病前期、2型糖尿病或有这些问题家族史的人来说,蓝莓和柑橘可能是更合适的选择。

麸质和其他谷物

关于麸质和谷物,存在两种截然不同的观点。一方面,有人认为谷物对健康并无益处,特别是那些含有麸质的谷物,如小麦、大麦、黑麦以及斯佩耳特小麦，它们对所有人都可能有害。因此，这一观点主张人们应避免食用含麸质的食物，并且至少应减少谷物的摄入，即便是全谷物也不例外。而另一观点则认为谷物是膳食纤维和矿物质的极佳来源，全谷物对健康大有裨益。除非个体患有乳糜泻，否则麸质是蛋白质的一个优质来源，而全谷物更是维持生命的关键。

那么，面对美味的面包，一个追求自体年轻化且注重健康的人应该怎么做呢？意大利面呢？米饭呢？藜麦呢？难道以后再也不能享用饼干或蛋糕了吗？

就像大多数事情一样，真相可能介于两个极端之间，最适合你的可能与最适合别人的不同。

研究表明，全谷物是维护心脏健康饮食的关键元素。[82]但是，对于那些对麸质有不良反应的人来说，选择无麸质谷物可能是一个减少炎症的更佳选择。关键问题是，许多人并不清楚自己对麸质的敏感性。他们可能正遭受消化不良或皮肤问题的困扰，却未察觉这些症状与麸质摄入有关，甚至更严重的是，他们可能没有意识到慢性疼痛和关节炎症也与麸质敏感性有关联。

反对麸质食品的一个令人信服的论据是，对麸质食品敏感的人，无论其患有乳糜泻还是其他疾病，血液中的解连蛋白含量都较高。解连蛋白是一种调节肠道屏障（肠道上皮衬里）完整性的蛋白质。[83]解连蛋白与微肠漏综合征有关，在微肠漏综合征中，食物蛋白、细菌和其他成分会渗透（或"渗漏"）肠道内壁进入血液。据悉，这会干扰免疫系统，使其把这些蛋白质当作病原体来攻击，从而产生不必要或不适当的自身免疫反应。

一些研究人员认为，麸质中的一种蛋白质——麦胶蛋白，会刺激产生过多的解连蛋白，导致微肠漏。这可能是为什么患有自身免疫病（如类风湿性关节炎、红斑狼疮或多发性硬化症）的人在无麸质饮食状态下会感觉更好。微肠漏还与炎症性皮肤病有关联[84]——这是皮肤作为一面"魔镜"揭示体内状况的又一个例子。

但研究表明，只有1%～3%的人患有乳糜泻。而对麸质敏感的比例可能要高得多，但是否属于这一群体，只有通过自我观察才能得知。吃了麸质食品后，你是否会感到消化不良、瘙痒、头痛、脑雾或不适？如果你不确定，不妨在几周内去除所有的麸质食品，甚至所有的谷物（最好是4～6周，虽然两周可能也足以让你有所了解），注意你的症状是否减轻。如果症状保持不变，那么问题可能不在麸质或谷物。如果症状减轻或消失，那么可能这就是问题所在。等身体状况稳定后，你可以尝试重新食用含麸质或谷物的食物，看看症状是否会再次出现。（从专业上讲，这叫排除饮食法。）

有些人可能对大量麸质有反应，而对少量麸质没有反应。一些研究人员认为，麸质不耐受是一个范围，一端是真正的乳糜泻患者（他们不应该摄入任何麸质），另一端是完全没有反应的人。你可能处于这两个极端之间，吃少量麸质食品没问题，但如果大量吃或者每天都吃，就会出现症状。

我承认，避免食用含麸质的食物执行起来非常困难，尤其是对于那些日常饮食中的谷物。我们大多数人偶尔都会享受一片面包、一份面食，或其他谷物制品，如大米。我的建议通常是尝试一段时间的无麸质饮食，观察自己是否因此感觉更佳。许多病人反馈，在他们的饮食中剔除或减少麸质后，他们确实感到更加健康。在这些病人中，有的人的关节疼痛和肿胀得到了缓解，有的人的肠易激综合征症状有了显著改善，甚至有人发现他们的皮肤炎症也消失了。关键在于找到适合自己的饮食方式。如果你对谷物情有独钟，并且相信它们不会给你带来不适，那么在选择谷物产品时，你仍然需要做出既营养又有助于抗衰老的明智选择。

吃谷物促进自体年轻化

首先，如果您患有乳糜泻，请不要食用任何含麸质的食物。如果你怀疑谷物可能导致胃部不适，建议你暂停食用，观察不适感是否有所改善。然而，如果你仍希望在日常饮食中包含谷物，我将为你提供一些建议，帮助你以最健康的方式摄取谷物，同时确保获得丰富的膳食纤维和营养素。

- **选择发芽谷物**而不是面粉面包。发芽谷物面包使用的是多年来没有经过杂交的古老谷物以及豆类和种子。它们不使用经过高度加工的面粉。Ezekiel是一个很好的品牌。发芽谷物面包通常不含添加糖、防腐剂和人工成分，它们比传统面包含有更多的蛋白质、膳食纤维、维生素和矿物质，有些情况下还含有更少的麸质，这使得它们更容易消化。

如果你打算吃面包,我强烈推荐选用古老谷物制成的发芽谷物面包,这是最容易消化的健康选择。
- **避免食用精制谷物**或营养素和膳食纤维被剥离的谷物,包括大多数烘焙食品、意大利面和白米。精制谷物会去除麸皮和胚芽,这些部分含有大部分的膳食纤维和必需营养素。虽然白面粉制成的产品口感更松软、不那么硬,但它也消化得更快,这会导致血糖和胰岛素水平急剧上升。我建议限制摄入任何由白面粉制成的食品——白面粉对皮肤有害,可能引发炎症和糖化。请将食用白面粉食品的念头与摄入糖分的念头同等对待。

自体年轻化食物清单:低血糖指数食物[85]

谷物

| 大麦 | 黑麦 | 麦麸谷物 | 全麦面食 |
| 布格麦 | 全麦玉米饼 | 野生大米 | |

燕麦片(轧制燕麦或钢切燕麦,不要速溶燕麦)

水果

苹果	杏	牛油果	黑莓
蓝莓	樱桃	蔓越莓	葡萄柚
橄榄	桃	梨	李子
覆盆子	草莓	柑橘	

豆类

黑眼豆	黄油豆	鹰嘴豆	鹰嘴豆泥
青豆	腰豆	扁豆	利马豆
白豆	花生	斑豆	荷兰豆

豆制品（如豆腐和天贝，有可能的话选择有机的）

蔬菜

洋蓟	芦笋	西蓝花	卷心菜
花椰菜	芹菜	黄瓜	茄子
绿叶菜	生菜	蘑菇	黄秋葵
洋葱	辣椒	菠菜	夏南瓜
番茄	萝卜	西葫芦	

坚果和种子

杏仁奶（确保不加糖）	杏仁	榛子
山核桃	南瓜子	葵花籽	核桃

鸡蛋、肉类和海鲜

鸡肉和火鸡肉	鸡蛋	鱼类
红肉（牛、羊肉）	贝类	

加速衰老食物清单：应避免的高血糖指数食物[86]

早餐麦片

（大多数并非主要基于膳食纤维）

饮料

果汁	甜茶	碳酸饮料

谷物

玉米粉	库斯库斯	白色意大利面

白面包、面包卷、贝果、玉米饼、松饼以及大多数烘焙食品

零食

蛋糕	糖果	薯片	曲奇
薄脆饼干	甜甜圈	谷物棒	果酱和果冻
糕点	椒盐脆饼	米饼	糖浆
玉米片			

有害脂肪

正如你所了解的，某些脂肪对我们的身体是有益的，而另一些则并非如此。在这些有害的脂肪中，人造反式脂肪尤其不利。

这种脂肪是工业改良的植物油，因其成本低廉且稳定性强不易变质，被广泛应用于食品加工、包装食品以及快餐行业。鉴于反式脂肪对健康的负面影响，美国食品药品监督管理局（FDA）已经禁止了其使用。然而，在加工食品中仍可能含有微量的反式脂肪，因此检查食品包装上的成分表是明智之举。如果成分表中出现任何"部分氢化"的字样，请务必避免选择这些产品！医学界普遍认为，反式脂肪的摄入与心血管疾病、乳腺癌、早产、结肠癌、糖尿病、肥胖和过敏等多种健康问题有关。[87]

反式脂肪并非唯一加速衰老的脂肪类型。我之前提到了 ω-3 脂肪酸的积极影响，并指出过量摄入 ω-6 脂肪酸可能对健康产生不利影响。ω-6 脂肪酸在加工食品、精炼植物油（如玉米油、大豆油和红花油）以及传统饲养动物的肉类中含量较高。[88] 与其选择植物油，不如坚持使用橄榄油和牛油果油——从技术上讲，它们属于果油类，加工程度较低，不会像高度精炼的油那样接触到溶剂、经历漂白和除臭过程。橄榄油和牛油果油中 ω-3 与 ω-6 脂肪酸的比例更为理想。[89]

> **加速衰老的食物：大豆油警报**
>
> 　　大豆油构成了我们在美国消费的油类总量的一半以上。这种油广泛用于加工食品、油炸食品、沙拉酱以及烘焙食品中，它富含 ω-6 脂肪酸。值得注意的是，大部分大豆油源自转基因作物，并且经过了高度加工，这使得它在高温环境下

> 稳定性较差，容易迅速变质。尽管在现代社会中几乎无法完全避免摄入大豆油，但我建议尽可能减少摄入。

最后一种有疑义的脂肪是饱和脂肪，它对健康的影响一直存在争议，专家们在这一问题上存在分歧，争论着饱和脂肪对身体究竟是有益的还是有害的。过去，我们普遍认为，过多的饱和脂肪会导致心脏病和炎症，一些证据仍然表明了这一点。例如，《美国营养学院杂志》（*Journal of the American College of Nutrition*）上的一项研究发现，与饱和脂肪摄入量较少的人相比，那些食用大量黄油和人造黄油（这两种食物都含有大量饱和脂肪）的人，皮肤老化和皱纹出现的概率更高，这似乎表明炎症可能加速了皮肤的衰老过程。[90]不过，这项研究是在2001年进行的，关于饱和脂肪是否真的是导致这些问题的直接原因，目前尚无定论。

我们都知道，饱和脂肪与精制碳水化合物含量高、ω-3脂肪酸含量低的食物一起食用会导致发炎，[91]但当饱和脂肪与低碳水化合物、高膳食纤维、富含ω-3脂肪酸的食物一起食用的时候，饱和脂肪对发炎的影响似乎没有那么大。[92]有害的可能是精制碳水化合物与饱和脂肪的组合，而不是饱和脂肪本身，这种组合在标准的美式饮食中很常见。

在工业化世界中，大多数消费的食物含有大量的精制碳水化合物和较少的ω-3脂肪酸，这使得饱和脂肪对大多数人来说可能确实有害。因此，我建议限制饱和脂肪的摄入量。如果你经常选择含有高饱和脂肪的食物，我建议选择那些真正的、未经加工的或非工厂化养殖食品，并在食用它们时避免摄入过多碳水化合物。这种策略可能会对你的皮肤和整体健康更为有益。

> **胆固醇怎么样？**
>
> 饮食中的胆固醇会转化为血液中的胆固醇吗？过去，科学家普遍认为答案是肯定的，但目前主流科学观点认为，饮食中的胆固醇并不会直接导致血液中的胆固醇水平上升。值得注意的是，许多富含胆固醇的食物（如鸡蛋）也含有饱和脂肪，而饱和脂肪的过量摄入可能与血液中胆固醇水平的升高有关。美国膳食指南咨询委员会以及美国心脏协会/美国心脏病学会已经撤销了对饮食中胆固醇摄入量的限制建议，[93]明确指出胆固醇不应再被视为过度摄入的营养素。然而，也有人持有不同看法，因此，关于这一问题尚无定论。在这种情况下，适度摄入可能是最明智的选择。可以适量食用鸡蛋，但建议每日不超过1~2个。

超加工食品

这一点肯定不足为奇。把加工食品想象成假食品。将假食品放入你的身体会产生各种反应，这些反应可能会加速衰老并损害你的健康。

从技术角度来说，加工食品指的是那些经过改变，脱离了其原始自然状态的食品。而超加工食品（UPF）则是在原始形态的基础上，经过了更为复杂的加工处理。通过化学处理，这些食品添加了大量用于着色、调味和防腐的化学成分，从而发生了极大的变化。例如，苹果本身是一种完整的天然食品。苹果酱可以被视为一种轻度加工的食品。然而，像油炸、加糖、包装的速食苹果派，则属于超加工食品的范畴。你可以通过查看食品成分标签，识别添加的化学物质，如防腐剂、人工色素、人工香料和面团改良剂等，来判断食品的加工程度。此外，直观的观察也是一个判断方法：这种食品是否大部分仍保持自然状态，或者对于一个生活在100年前的人来说，它是否变得难以辨认？

但或许你想知道更多具体原因，"为什么我应该放弃最爱的咸味或甜味零食？"以下是我认为加工食品加速衰老的7个主要原因。

1. **自由基**。加工食品常常包含（并且经常使用）大豆油等精炼植物油，这些油具有高度的氧化性，尤其在加热过程中会促进自由基的生成。[94]这些食品通常缺乏能够缓解自由基损害的抗氧化剂。

2. **高果糖玉米糖浆**。这是最糟糕的甜味剂类型，摄入后会导致糖化和炎症。

3. **精制碳水化合物**。几乎所有的加工食品都含有精制碳水化合物，这可能会引起血糖和胰岛素水平急剧上升，以及导致炎症发生。此外，许多这类食品还包含麸质成分，这不仅可能引发炎症，对某些人而言甚至可能构成健康风险。

4. **防腐剂和其他用于延长保质期的化学物质。**为了使加工食品在没有冷藏的情况下长时间保持所谓的"新鲜"，许多加工食品都添加了实验室和工厂生产的化学物质。这是加工食品应该被视为假食品的一个主要原因。正如记者迈克尔·波伦（Michael Pollan）的名言："如果是从植物来的，就吃它；如果是工厂制造的，就不要吃。"

5. **转基因成分。**加工食品往往包含玉米和/或大豆的混合成分，这两种食材在美国食品供应中大部分属于转基因产品。公众对转基因食品的顾虑是多方面的。我们尚不清楚转基因食品对健康可能造成何种影响，同时，这些经过基因改造的食品能够耐受更高剂量的潜在有害农药和除草剂，例如广泛应用于农产品的草甘膦。这些化学物质广泛用于工业化耕作，因此在加工食品中普遍存在。当你在产品标签上看到GMO标识时，很可能意味着该食品含有大量杀虫剂或除草剂残留物——其中最常见的是草甘膦。实际上，环境工作组（EWG）开展的一项研究揭示，在多种流行的儿童谷物食品中，检测出了高含量的草甘膦残留！[95]

6. **上瘾。**食品科学家精心设计加工食品，使其达到所谓的"超美味"标准，这导致它们极大地刺激我们的味觉和大脑的愉悦中枢，效果几乎与成瘾性药物相当。这些食品的美味程度足以诱发过度消费。其背后的动机是提升大型食品公司的盈利，尽管食品科学家们心知肚明，这些食品对健康有潜在的负面影响。相比之下，自然食品则不具备这种特性。以炸薯片和草莓片为例，尽管两者都令人愉悦，但哪一种更难以戒除呢？

7. **膳食纤维含量低。**加工食品往往经过处理，去除了膳食纤维，使口感更为细腻，同时增强了饱腹感，但这也可能导致我们食用过量。膳食纤维是肠道益生菌的重要食物来源，缺乏膳食纤维的食物可能会导致有害菌群过度繁殖。此外，膳食纤维含量低的食物还可能引起血糖和胰岛素水平的急剧上升。简而言之，加工食品对肠道微生物群的健康和血糖平衡均不利。

乳业困境

你希望我不要对奶酪发表负面评论吗？那么，请做好准备。乳制品广受欢迎，然而，无论从哪个角度审视，我们似乎都对其消费过量。首先，美国人平均每年消耗的乳制品高达285千克！[96] 此外，尽管有研究显示乳制品是营养的良好来源，但它们也含有大量的糖分（以乳糖形式存在，许多人对此不耐受）以及一种可能引发炎症的蛋白质——酪蛋白。虽然并非每个人对乳糖和/或酪蛋白都敏感，但许多人确实如此，特别是那些非北欧血统的人群。实际上，95%的亚洲人、60%~80%的非裔美国人和50%~80%的拉丁裔美国人对乳糖不耐受。相比之下，只有2%的北欧人对乳糖不耐受。在全球范围内，大多数人都有乳糖不耐受症，我也是其中之一。

在高中和刚上大学的时候，我有一些消化问题。到了大学的后期，情况明显恶化，我发现这至少有一部分是乳糖引起的。有一天，我吃下一整杯奶昔，这才让我意识到问题的严重性。我从小到大都爱吃奶昔，但很快我就发现它们不再适合我了。我在马桶上挣扎了两个小时，甚至祈求死亡来结束我的痛苦，从那以后我下定决心严格限制乳制品的摄入。直到现在我再也没有品尝过奶昔。

然而，乳糖和酪蛋白并不是乳制品唯一的潜在问题。我不建议将乳制品作为自体年轻化饮食的一部分，还有其他原因。许多关于乳制品的研究都来自瑞典，那里的乳制品消费量相当高。2021年，发表在《老龄化研究评论》（Ageing Research Reviews）上的一项来自瑞典的研究发现，人们喝的巴氏杀菌牛奶越多，研究期间全因死亡风险也越高。研究人员得出结论，造成这种情况的原因可能与一个复杂的生化过程有关。乳制品中的支链氨基酸、乳糖和微小核糖核酸能激活一种名为mTORC1（mTOR复合物1）的信号传递，而mTORC1与衰老和老龄病有关。[97]

深入剖析这些机制已超出了本书的讨论范畴，但我们可以明确指出，乳制品中过量的mTOR（一种丝氨酸/苏氨酸激酶）会加速衰老过程。有趣的是，研究还揭示了发酵乳制品（如酸奶）含有的特定微生物能够抑制这一效应，从而与提高死亡率和加速衰老无关。因此，如果你偏爱酸奶，它可能对你的健康无害，特别是当你选择不添加糖分的酸奶时。如果你想摄入乳制品，酸奶或许是最理想的选择。

除了上述原因，还有其他因素促使我们避免饮用牛奶。商业牛奶中的激素问题不容忽视，其中含有高量的雌激素和孕激素。

研究指出："牛奶的日常摄入可能会影响青春期前儿童的性成熟。"[98] 乳制品同样可能含有抗生素残留，与工厂化养殖的肉类相似。[99] 最后，牛奶中的蛋白质约有20%是乳清蛋白，而80%是酪蛋白。有研究显示，酪蛋白的致癌特性可能会刺激胰岛素样生长因子1（IGF-1）的产生，从而增加罹患癌症的风险。[100]

高盐食物

少量的盐不会伤害任何人，但过多的盐对皮肤和衰老都是一场灾难。咸味食物会导致水分滞留，从而引起浮肿和腹胀。你有没有注意到，吃完中式外卖后的第二天早上，你的眼睛会浮肿？那是因为盐和味精（谷氨酸钠，含钠）的缘故。我不想打断你们这些盐迷的话，但眼皮长期浮肿会拉伸皮肤，使人看起来更皱更老。

还记得端粒吗？研究还显示，过多的盐也会缩短超重人群的端粒长度，这是细胞衰老的一个关键指标。[101] 较短的端粒与加速衰老和寿命缩短有关（参见第217页）。

含糖饮料

我已多次强调含糖饮料对健康的负面影响，但我还要补充一点，经常饮用碳酸饮料也会引起端粒缩短。[102] 根据我之前提及的研究，即便是每天只喝约200毫升碳酸饮料，也足以导致端粒缩短，相当于加速了1.9年的衰老过程。而每天饮用约500毫升碳酸饮料，可导致4.7年的加速衰老，对长寿的损害（至少从端粒的角度来看）不亚于吸烟。

但是，不要以为健怡碳酸饮料就能同时满足你对碳酸饮料的渴望和抗衰老的愿望。它与体重增加的关联可能源于它对味觉的影响。[103]即使不含热量，健怡碳酸饮料的味道仍然是甜的，因此它会促使人们习惯甜味。这可能导致日常饮食中食用更多高糖食品，例如糖果和含糖甜点。长此以往，可能会引发血糖问题和体重上升，进而导致体力减退和更多的健康问题。此外，有力的证据表明，人工甜味剂可能干扰肠道微生物平衡，影响正常的血糖调节。[104]

既然我们已经知道饮用普通碳酸饮料和健怡碳酸饮料的危害有多大，我希望我们能引导孩子们远离它们。当然，我是喝着各种碳酸饮料长大的，包括可乐、七喜、芬达，还有我最不喜欢的Hubba Bubba泡泡糖味碳酸饮料。我不知道为什么有一天我妈妈买了两箱Hubba Bubba碳酸饮料，它们在我们家放了好几个月——这可能对所有人都是最好的结果！

虽然最好是完全不喝碳酸饮料，但如果你像数百万美国人一样，每天都在饮用它并难以戒除，那么从减少摄入量开始是个不错的策略。将每天三罐碳酸饮料的量减少到每天两罐，甚至一罐，这本身就是巨大的进步！我们的终极目标是完全戒掉它，或者仅在特殊时刻将其作为一种偶尔的享受。相信我，你的身体会感谢你的！我喜欢玻璃瓶装老式可乐的味道，我会在特殊场合偶尔放纵一下，但日常生活中我已经不常喝了。

烧焦食物

烤面包或烤培根有什么问题？燃烧和烧焦听起来像是化学反应，从某种意义上讲，确实是这样的。把食物烧烤或烧焦，特别是把肉放在烤架上或煎锅里烹饪，会导致杂环胺的形成，这些物质已被证明会导致癌症。[105]这些化合物还会产生AGE，也就是我一直提到的由糖化引起的促炎化合物，它们会加速衰老过程。吃上那块烤焦的牛排真的值得你增加罹患癌症的风险，值得你让自己看起来更老吗？我不这么认为。要尽量减少膳食中的AGE和杂环胺，最好的烹饪方法是煮、蒸、慢火烹饪和中低温烘烤。当然，也可以生吃食物。我和其他整形外科医生一样喜欢传统的夏日野餐，但出于口味和健康的考虑，我建议你尽量避免将肉烤焦。[106]

自体年轻化食物清单

要避免摄入AGE、非营养热量，避免食用炎症性食物、破坏胶原蛋白的食物和产生自由基的食物，请尽量避开这份清单上的食物。我不是说你永远不能再吃蛋糕或薯条，但是，如果你真的想让自己焕发青春，就应该避免经常吃这些食物。

- 精制碳水化合物和糖
- "坏"脂肪
- 加工食品
- 传统饲养肉类
- 乳制品
- 转基因食品
- 高盐食物
- 加糖和人工甜味剂的饮料
- 烧焦食物

总之，你吃的每一口食物都有可能起到以下4种作用中的至少一种：滋养身体、抗炎、促进胶原蛋白生成，通过中和自由基来减轻氧化压力。许多食物都有多重功效。

在进食时，不妨暂停一下问问自己："这对我有益还是有害？这会加速我的衰老还是促进自体年轻化？"从这些角度审视食物，有助于你以完全不同的眼光看待饮食选择。那些通常令人愉悦的食物可能开始显得不那么安全，而那些你常常忽略的健康食品，可能突然变得不可或缺。

尽管如此，我也明白自己在这个星球上只活一次。在女儿的生日派对上品尝一块蛋糕，与朋友们共享一个汉堡，或在度假时享用一勺冰激凌，这些都能带来快乐。偶尔放纵于美食的愉悦是完全可以接受的，即便它无法抵抗衰老。享受生活，生活才会更加美好！

如果我看到你正在享用芝士汉堡和波纹薯条，你不必感到内疚。我或许也会加入你的行列。只是要适可而止。

为了帮助你在日常饮食中更轻松地摄取富含自体年轻化功效的食物，避免在本书各章节间反复翻阅，我整理了一份包含本章及其他章节提及的所有食物的清单，你可以在附录1中查阅。

第九章

断食，促进细胞年轻化

在先前的章节中，我们探讨了多种神奇食物，这些食物有助于延缓衰老过程，使你的外貌和内在感觉更加年轻。然而，Younger for Life 计划的饮食方案除了聚焦于进食（食物的选择），还包括一个重要组成部分，即断食。

无论是进食还是断食，都会对衰老过程产生影响。虽然尽情享受自体年轻化食物是重要的，但断食，不管哪种形式，都同样为身体提供了一个关键的抗衰老机会：内部清理。这个过程被称为自噬（autophygy），即自我消化。正如我在前几章简单提及的，自噬是一个基础的细胞清洁过程，它通过清除老化的、受损的细胞成分（包括细胞器、蛋白质和细胞膜）来维持细胞的年轻和健康状态。当自噬过程启动时，身体会清除那些老化的和受损的细胞成分，从而清洁细胞内部。除非你持续不断地进食，否则你的身体会自动进行这一过程。当你给予身体定期从持续消化状态中解脱出来的机会时，它便能切换至自噬模式，从而得以休息、清除废物，而不是吸收新的营养。

我每周会进行几次间歇性断食，但并非每日如此。确实有人坚持每天进行，并且充满信心，但我认为我目前的做法已经足够，并且对我而言效果显著。在手术室工作时，我发现高蛋白早餐对我的身体特别有益。然而，在没有手术安排的早晨，我通常选择断食。

我第一次真正接触断食是在几年前。我尝试了一种名为ProLon的模拟断食法。这是一种为期5天、限制热量摄入的断食法，它能骗过你的身体，让你以为自己真的完全断食了。它是由南加州大学长寿研究所所长瓦尔特·隆戈博士（Dr. Valter Longo）研发的。

尽管我的饮食习惯已经相当健康，但我还是发现自己的体重有所增加。在查阅了相关资料后，我决定尝试这种断食法。其核心理念是每天摄入定量的特定食物，这些食物由隆戈博士精心挑选，因为它们能够（在很大程度上）骗过身体，让身体误以为你没有进食，而实际上你是在进食。据说，这种方法的好处是减轻体重、促进自噬和生成干细胞。

在第1天，我摄入了总共1100千卡的热量。虽然量不大，但我能够做到。然而，从第2天到第5天，我依照指导将热量摄入降低至700~800千卡。我之前从未进行过断食，即便是间歇性断食也未尝试过，因此这对我来说是一次全新的体验。在第1天，我感到有些饥饿，但精力充沛，总体感觉相当不错。然而，第2天和第3天却异常艰难。我感到极度饥饿，身体虚弱，甚至有时会感到头晕眼花。我开始怀疑自己是否能够坚持。但是到了第4天，我的状况有所好转——尽管我必须承认，我一直在偷偷觊觎女儿吃的那片比萨。我记得当时我在想，已经坚持了4天，体重也有所下降，既然已经体验到了这种感觉，为何不就此打住呢？尽管如此，我还是坚持到了最后一天，而就在那时，一件神奇的事情发生了。

第5天清晨，我醒来时感到精神焕发、头脑清晰、精力充沛。我感觉棒极了。尽管我吃得很少，但我的身体不再对食物产生强烈的渴望。按隆戈博士的说法，我的身体已经进入了完全自噬状态，这意味着身体正在分解受损和老化的细胞器来获取能量，并准备生成新的干细胞。坦白说，我感到非常神奇，皮肤也看起来比几个月前更加光滑、更有光泽。总体而言，通过模拟断食法，我的体重减轻了3千克。自上大学以来，我从未如此苗条过！我还感觉到我的肠道微生物群得到了重置。在断食期间，我的排便有些不适（此处信息量太大），这可能是因为我的肠道内没有太多东西可以排出。之后，我的排便变得比几个月前更有规律、更有形状。我减掉的体重没有反弹，而且这次经历让我领悟到一个极其重要的道理：我不需要像尝试断食之前那样吃那么多食物。这也激发了我对间歇性断食的兴趣，继续我的减肥之旅。从那时起，我又进行了一次模拟断食法，但是，我是通过间歇性断食而不是其他方式获得了断食的好处。

自噬的变革作用

经常触发自噬过程是延长寿命、增加健康寿命以及延缓衰老的关键所在。想象一下你正在进行厨房的翻新工作。这个过程包括两个主要步骤。首先是拆卸阶段，移除那些已经无法使用的旧物品；接着是安装阶段，铺设新地板、安装新电器和刷新背景墙。如果旧物品不被移除，新物品就无法找到合适的空间。自噬就相当于这个"拆卸"过程，它能够为你的细胞注入新鲜物质，让一切运作得更加顺畅，感觉更加年轻。

断食、选择特定食物以及限制热量摄入是激发这一过程的主要手段。当你的细胞功能保持年轻时，整个人也会显得年轻。科学家们一直在对这一过程进行研究，并且已经取得了令人振奋的进展。一项研究显示，自噬能够清除细胞内的有害物质，并将其回收再利用，作为替代的营养来源，从而有助于长寿。[107]人体绝不会浪费任何可以再利用的资源。

我们的身体每日都在进行自噬过程，然而，如果未能定期激活这一机制，细胞便会被废物充斥，功能受阻，进而导致细胞退化。这加速了细胞内外的衰老过程。不幸的是，随着年龄的增长，自噬速度会逐渐减缓，这也是为何老年人常感到更加疲惫、更易患病的原因之一。[108]随着年龄的增长，我们更需为自噬创造条件，以促进其活跃。接下来，我们深入探讨激活自噬最有效的策略。

热量限制

人们首次对热量限制产生兴趣的是在1917年，当时的一项研究揭示了限制大鼠的热量摄入能显著延长它们的寿命。[109]听起来似乎不难：为了健康，通常需要将热量摄入减少20%~30%。举个例子，如果你目前的饮食热量为2000千卡（这是美国人的平均饮食热量），那么要实施热量限制，你需要将每日热量摄入降至1400~1600千卡。而那些采取更严格热量限制的人可能会减少40%热量摄入，即从2000千卡减少至1200千卡。

然而，即便将热量摄入减少15%，即从2000千卡降至1700千卡，也可能对健康产生积极影响。根据最近针对健康且无肥胖问题的年轻人进行的一项研究显示，膳食纤维能够显著降低活性氧或自由基的生成。[110]这进而有助于减少慢性炎症，并延缓衰老过程。

研究人员认为，限制热量不仅能减少自由基的产生，还能大大增加自噬的时间。[111]身体的消化工作越少，就有越多的时间用于细胞清理。

限制热量摄入不仅有助于减少自由基的产生，还能影响新陈代谢和激素水平，这些因素与糖尿病、心脏病以及某些癌症的发病过程密切相关。目前，科学界普遍认同限制热量摄入是延长寿命和降低慢性疾病风险的有效策略。[112]一项研究指出，通过限制热量摄入促进的自噬过程可以显著延长寿命，因为自噬能够清除受损的细胞器和蛋白质，从而改善细胞功能。[113]

然而，限制热量摄入确实面临一个突出的问题。在现有的文化背景下，长期坚持低热量饮食极为艰难。在一个充斥着高热量食物的社会里，我们的身体已经适应了这种环境。我们大多数人并不习惯长时间断食，这与我们的祖先在食物稀缺时期可能不得不采取的饮食方式形成鲜明对比。实际上，很少有人能够做到整夜12小时不吃东西。人们常常在深夜吃零食，在清晨享用早餐。毕竟，谁也不愿意忍受饥饿，即便这可能意味着延长寿命。为了延长几年的寿命，你真的愿意持续忍饥挨饿吗？

有些人可能会同意，但我所认识的大部分人却持有相反意见，认为这不可能实现！许多人每天都在进食，几乎全天都在吃。这已经成为我们的习惯，也是我们在20世纪90年代被灌输的健康观念。（还记得"少吃多餐"吗？这正是健康专家建议我们一天中吃多次小餐而非几次大餐的方式。）然而，除非我们停止持续进食，否则我们给予身体进行自噬的时间将会大幅减少。

这解释了为何间歇性断食相较于单纯限制热量摄入更为高效。2022年，《新英格兰医学杂志》（*New England Journal of Medicine*）[114]上发表的一项研究显示，在减重以及改善多种健康指标方面，间歇性断食与传统的热量限制方法效果相当；另一项研究也表明，不严格限制热量的间歇性断食同样是一种有效的减肥方式，并能带来其他健康益处。[115]那么，你更倾向于选择哪一种方法呢？为了协助你做出选择，我将分享我对间歇性断食的一些理解。

间歇性断食

　　间歇性断食是一种比热量限制或长时间断食更容易、对许多人来说也更舒适的方法，用于促进自噬作用。研究表明，即使是短期断食也能诱导显著的自噬作用。[116] 断食成为人类文明的一部分已达数千年之久，这通常是食物匮乏时期的需要，但也有精神层面上的需求。断食在许多宗教中是一种传统。虽然有些人仍然实践断食，但对于大多数美国人来说，这并不是通常会去做的事情。

　　但是间歇性进食是有道理的。与其每餐都限制自己的饮食，你可以每天断食12~18小时（包括睡觉时间），将进食时间限制在6~12小时的时间窗口内。例如，如果断食12小时，进食12小时，那么晚上7点停止进食，直到早上7点后再吃早饭。

　　如果你从未体验过间歇性断食，我建议你从12小时的进食窗口期开始尝试。你只需确定当天最后一餐的时间，然后等待12小时之后再进食。众多健康专家认为，这是每个人都应进行的最短隔夜断食时间，使身体有空间进行愈合、修复以及细胞的自我清理。

　　一旦你能够轻松地进行12小时断食，你可能会考虑延长断食时间，缩短进食窗口期。例如，你可以尝试将断食时间延长至14小时，并将进食时间限制在10小时内，比如仅在上午8点至下午6点之间进食。个人认为，间歇性断食的最优选择是实行16小时断食，同时在8小时内完成进食。举个例子，如果你在晚上

8:15结束晚餐，那么你要等到第二天中午12:15才能再次进食。另外，如果你偏好早些吃，你可以从早上7点开始进食，直到下午3点结束。

无论怎么选择，你最终可能会跳过早餐或晚餐。尽管研究表明，不吃晚餐可能比不吃早餐对身体的影响要小，但两者之间的差异可能并不大，关键在于如何根据个人的日程进行调整。2020年的一项研究指出，不吃早餐对于那些想要减肥的人来说，并不会产生负面影响。[117]因此，如果你更倾向于将晚餐作为一天中的主餐，并且早上不感到饥饿，你完全可以不吃早餐。但是，如果晚餐吃得过晚影响了睡眠质量，那么最好还是提前用餐，避免在睡前几小时内进食过多。而且，我的好友、《间歇性断食转变》（*Intermittent Fasting Transformation*）一书的作者辛西娅·瑟洛（Cynthia Thurlow）建议，尽量避免在睡前3小时内进食。

你不需要每天都执行间歇性断食。我个人每周会安排几次16小时的间歇性断食。我偏爱的方式是在晚上8点前结束进食，并在次日中午开始进食。然而，选择权在你！思考一下早餐和晚餐对你而言的重要性。如果你早晨仅需一杯咖啡或茶（不加奶，不加糖）便能维持到中午，那么你或许更倾向于跳过早餐，而选择一顿丰盛的晚餐。但是，如果你是晨练爱好者，并且清楚自己需要补充能量，那么你应该将进食时间提前。在你认为可以轻松尝试间歇性断食的日子里实践间歇性断食，而在那些你知道会不方便的日子，比如晚上外出或与朋友约早午餐时，也无须过于担心。

如果你想快速减肥，在进食窗口期减少热量摄入肯定会有帮助。对于我们的目的——抗衰老和让皮肤更年轻来说，你不需要限制进食窗口期的进食量。更重要的是你在那些日子里吃了什么。理想情况下，你可以吃一些促进自噬的食物。稍后会详细介绍。

> **什么会中断断食状态？**
>
> 断食指的是不摄入任何热量。这意味着你可以在早晨饮用无糖的黑咖啡、黑茶或绿茶而不影响断食状态。但是，一旦你加入奶油或糖，断食就会被中断。这将立即终止自噬过程。避免使用人工甜味剂，因为它们可能会扰乱你的新陈代谢和肠道微生物平衡。有些人认为摄入纯脂肪不会中断断食，例如喝一杯黄油咖啡（参见第68页），尽管纯脂肪比碳水化合物或蛋白质更不易干扰自噬过程，并且如果你正在执行生酮饮食（参见第107页），它还可以帮助你维持生酮状态，但实际上它确实会中断断食。如果你发现自己很难坚持，那么借助黄油咖啡来帮助你维持到午餐时间，你仍然能够享受到一定程度的自噬作用的好处。

哪些人不适合断食？

虽然我认为隔夜断食12小时几乎对每个人都有好处，但更长时间的断食并不适合所有人。在开始间歇性断食计划之前，我希望你能与医生讨论你的计划，尤其当你有潜在的健康问题时。

除非医生建议，否则在以下情况下我也不建议断食。

- **怀孕或哺乳期**。宝宝的正常生长发育需要营养。此时不宜开始断食。
- **体重过轻**。如果你的身体质量指数（BMI）为19或更低，那么间歇性断食可能带来的体重减轻对你的健康或许不利，尤其是如果你在进食窗口期没有摄入足够的热量。
- **营养不良**。如果你营养不良，那么断食可能会减少你的身体摄入急需营养。请与你的医生讨论这个问题。
- **饮食失调**。如果你有饮食失调的问题，如厌食、贪食或暴食，断食可能并不适合你。
- **儿童**。儿童的正常生长发育需要稳定的营养供给。本书介绍的自噬饮食/间歇性断食都不宜用于儿童。
- **痛风**。间歇性断食可能会加重痛风症状，因为它会导致尿酸再吸收。在开始任何类型的断食之前，请与你的医生讨论这个问题。
- **其他疾病**。有许多疾病可能会受到断食的负面影响，因此如果你有任何严重的身体状况，请在开始断食前与你的医生讨论。

生酮饮食的效果如何？

生酮饮食有助于延长自噬过程的时间。然而，这种饮食模式摄入的脂肪量极高，目的是促使身体从燃烧葡萄糖转变为燃烧酮体——在碳水化合物供应不足时，身体能够实现这一转变。当身体以酮体作为能量来源时，我们称之为处于生酮状态。当你处于生酮状态时，血液中可以检测到酮体的存在。一些研究显示，生酮饮食可能有助于人们迅速减掉多余的体重，并可能对改善2型糖尿病有积极作用。但是，维持生酮状态有一定难度，且对于心脏病患者等对脂肪敏感的人群来说，生酮饮食可能具有一定的风险。

生酮饮食拥有众多粉丝和成功案例，我坚信存在一些健康的生酮饮食方案，能够助力特定人群获得健康。例如，我的好友、整体健康专家安娜·卡贝卡博士（Dr. Anna Cabeca）以及斯蒂芬妮·埃斯蒂玛博士（Dr. Stephanie Estima）所推荐的方法。她们向患者推广健康的生酮疗法，即所谓的"清洁生酮"。这与"肮脏生酮"或"懒惰生酮"截然不同，我倾向于认为"肮脏生酮"或"懒惰生酮"更为不利，因为它们包含不健康的脂肪来源和类型。

总之，在医学监督下进行的清洁生酮饮食，对于某些特定人群可能有益，并且确实是一种能够促进自噬的饮食模式。

自噬饮食

虽然断食确实能够促进自噬作用，但某些特定食物可能为自噬提供额外的推动力。即便不断食，在间歇性断食之后摄入某些特定食物，也能够延长身体自噬状态的持续时间。这是因为某些食物可能会抑制自噬，而另一些食物则有助于促进和延长自噬。

为了理解如何通过饮食促进自噬，认识胰高血糖素对自噬的促进作用以及胰岛素对自噬的抑制作用是至关重要的。这一点在1962年首次得到科学证实，当时的研究发现胰高血糖素能够激活大鼠体内的自噬过程。[118]胰高血糖素与胰岛素的作用基本上是相反的：摄入碳水化合物和蛋白质会刺激胰岛素的分泌，而完全断食则会促进胰高血糖素的释放。

因此，从逻辑上讲，减少简单碳水化合物和蛋白质摄入可以促进自噬，而非刺激胰岛素来抑制自噬。你可以将蛋白质摄入量减少到每天25克或更少。由于人体不能自己制造蛋白质，因此它会通过消耗细胞中储存的蛋白质来对蛋白质特异性断食做出反应。[119]换句话说，你可以说它是在吃你体内已有的蛋白质，从受损的部分开始。减少蛋白质摄入量也会减少胰岛素的分泌，[120]因此它可以通过两种方式同时诱导自噬。

你不应该长期限制蛋白质的摄入。请记住，蛋白质对于促进身体胶原蛋白的生成至关重要，这对于延缓衰老过程极为关键。然而，在实行间歇性断食期间，你可以在进食窗口期内选择低蛋白和低碳水化合物的食物。这种做法有助于延长间歇性断食的益处，因为即便你恢复进食，自噬过程仍会持续进行。但在非断食日，适量或大量摄入蛋白质和富含膳食纤维的碳水化合物同样不可或缺。你将在快速启动方案中了解到如何实现这一平衡。

脂肪对抑制自噬的作用相对有限，与碳水化合物和蛋白质不同，它不会立即中断自噬。这正是我在间歇性断食期间特别推荐摄入健康脂肪的理由。然而，这并不表示在断食日可以无限制地食用培根和黄油。相反，要记住，ω-3脂肪酸和单不饱和脂肪酸具有显著的抗炎特性。在断食期间，建议增加摄入富含这些脂肪酸的食物，如牛油果、橄榄油、草饲黄油、坚果和种子、椰子和MCT油，以及三文鱼、鳕鱼、鲭鱼、金枪鱼、鳟鱼、沙丁鱼、凤尾鱼、鲱鱼等富含健康脂肪的鱼类和磷虾油。

你是否好奇还有哪些方法可以促进或维持自噬呢？答案是抗氧化食品，这正是我们之前讨论过的。最佳的抗衰老食品同样也是促进自噬的佳品！（这难道是巧合吗？我并不这么认为。）建议优先选择富含多酚类抗氧化剂的食物，这类抗氧化剂已被证实能够诱导自噬。这些有益物质包括白藜芦醇、儿茶素、槲皮素和姜黄素，它们广泛存在于色彩鲜艳或深色的农产品中，例如李子、樱桃、蓝莓、黑莓、草莓、覆盆子、朝鲜蓟、红洋葱和菠菜。此外，黑豆、榛子、杏仁、山核桃、咖啡、绿茶、伯爵红茶、红酒以及丁香、姜黄、生姜等香料也是极佳来源。你会注意到，在接下来的列表中，很多食物都是熟悉的，并且在其他列表中也会出现。这是因为健康食品中的许多成分具有多重积极功能。

自体年轻化食物清单：促进自噬的食物

富含健康脂肪的食物（要获得最佳脂肪含量，应选择野生鱼类）

杏仁　　　　凤尾鱼　　　　草饲牛肉　　　　奇亚籽

鳕鱼	放养鸡的蛋	亚麻籽	榛子
鲱鱼	磷虾油	鲭鱼	山核桃
三文鱼	沙丁鱼	鳟鱼	金枪鱼

蔬菜

| 朝鲜蓟 | 牛油果 | 抱子甘蓝 | 羽衣甘蓝 |
| 蘑菇 | 红洋葱 | 菠菜 | |

水果

| 黑莓 | 蓝莓 | 樱桃 | 李子 |
| 覆盆子 | 草莓 | | |

香料和巧克力

| 黑巧克力 | 丁香 | 姜 | 姜黄 |

饮料

黑咖啡　　红酒
茶，特别是绿茶和伯爵红茶

第十章

Younger for Life营养补充剂方案

我对膳食补充剂产生兴趣的初衷,源于我作为外科医生的职业背景,我一直在探索能够帮助病人更有效地从手术中恢复的途径。随着时间的推移,我对整体医学的兴趣日益浓厚,我开始注意到整体医学领域的同事们,经常提及补充剂如何帮助他们自己和病人摆脱对处方药物的依赖。这激发了我深入思考如何将补充剂应用于我的病人的术后康复过程中。是否存在这样的成功案例?学术文献对此有何见解?

在此之前,当病人在手术前询问我吃什么能促进他们更快康复时,我通常会建议他们暂停服用补充剂,因为我担心某些成分可能会增加出血等并发症的风险。在医学培训期间,我并未学习任何关于补充剂的知识,因此我并不清楚哪些补充剂可能有助于或有害于愈合过程。令人遗憾的是,我对补充剂的了解不足一直持续到我私人执业的第10年!

一旦我对这个话题产生了浓厚的兴趣,我便投入了数百小时的时间，从两个完全不同的领域进行了深入研究。首先，我查阅了关于普通外科、伤口愈合以及创伤治疗的大量文献，试图揭示哪些营养补充剂可能有助于病人的恢复。绝大多数研究都集中在那些遭受严重伤害、被送入重症监护室且无法正常进食的外伤患者身上。此外，我还搜集了一些关于慢性伤口治疗的资料，特别是针对那些患有糖尿病足部溃疡或截瘫/四肢瘫痪患者压疮的情况。这些研究主要探讨了维生素C以及精氨酸和谷氨酰胺在蛋白质补充中的作用。

我的另一个信息来源是替代医学领域。哪些补充剂似乎能减少炎症、支持微生物群（特别是在使用抗生素之后尤为重要），并促进皮肤健康？我将这两个不同领域中的所有信息综合起来，形成了一套营养补充剂方案，我开始与我的病人讨论这个方案。

有趣的是，尽管我没有开展任何具体的研究，但我观察到采用该方案后，我的病人并发症的发生率有所降低。伤口感染的案例减少了，病人似乎比以往恢复得更快、更顺利。

自从多年前我设计了这个方案以来，已有数家补充剂公司推出了自己的术前和术后补充系统，其成分与我的方案惊人地相似。这些公司目前正在全球各地的手术会议上为其产品进行宣传。这让我确信我的方法是正确的！

如果你对整形手术不感兴趣，也不会经历手术恢复过程，你或许会好奇这与衰老有何联系。请相信，它确实相关！自从我开始为接受手术的病人推荐术前和术后营养补充剂方案以来，我收到了一些令人惊讶的反馈。我的病人不断地向我反映，我推荐的补充剂不仅让他们感觉更佳,而且外貌也有所改善,这些效果与他们的手术无关。

他们向我描述了他们的皮肤如何散发出迷人的光泽,头发如何变得浓密且强韧,指甲如何变得更坚固,精力如何变得更旺盛,消化如何得到改善,甚至慢性疼痛如何得到缓解。自然,我始终致力于帮助我的病人提升生活质量,这促使我思考:接下来,服用抗衰老补充剂是否是顺理成章的选择?

我经过深思熟虑后,发现答案是肯定的。如果通过饮食摄入的营养能显著影响皮肤的健康与质地,那么营养补充剂理应发挥类似的效果,不是吗?

我们不该吃维生素吗?

通过学习我对营养学越来越感兴趣,我相信我们应该从食物中获取大部分营养,而且饮食不当确实无法为人体补充充足的营养,但事实上,没有人的饮食是完美的。

更不用说,我们的食物的营养价值已经大不如前。一项研究调查了1950年至1999年间43种水果和蔬菜的营养数据,发现蛋白质、钙、钾、铁、核黄素和维生素C这六种关键营养素的含量有显著下降。[121]另一项研究调查了70种饮食法,以确定仅靠食物是否能提供足够的营养来防止发生营养缺乏问题。每一种经过测试的饮食法都达不到要求。[122]

我认为,尽管饮食是抗衰老的基础,但仅靠食物是不够的。

若想进一步干预，不妨在饮食中加入营养补充剂，以对抗衰老的迹象。选择合适的营养补充剂，是确保身体获得必需营养的有效途径。它有助于保持皮肤和身体的年轻状态，是实现自体年轻化的重要组成部分。

我就是这样制订了我的Younger for Life营养补充剂方案。我的目标是将那些已被科学证明能以各种方式改善皮肤的营养补充剂纳入其中，但同时我也想创造一个简单的保养方法，让人们容易坚持。作为一名医生，我知道世界上没有灵丹妙药。但有真凭实据表明，某些营养素确实有助于皮肤健康以及免疫系统和微生物群健康，这也是我的营养补充剂方案的核心。通过执行Younger for Life饮食方案，你正在尽一切可能用正确的食物为身体提供能量，以延缓衰老，但我相信，补充剂可以把你带到一个新高度。那么，补充剂应该怎么选择呢？

Younger for Life营养补充剂方案

整体医学和替代医学医生基于各种原因推荐了多种营养补充剂。然而，关于哪些营养补充剂能够预防甚至逆转皮肤老化的问题，被讨论得却相对较少。与此同时，传统医学界尚未充分认识到营养补充剂对改善外观的潜在好处，更不用说对整体健康的好处了。我不止一次地看到，一些20多岁、肌肉发达的男性健身教练在我的视频下留言，坚称胶原蛋白补充剂无效。

这就是我发现我们在认识上存在差距的地方：这些领域的专

业人士要么普遍忽视或误解补充剂对衰老的影响，要么只专注于解决健康问题。但我的病人希望看起来和感觉更年轻。因此，经过多年的研究，我总结出了一套非常简单的营养补充剂方案，可以帮助你的身体延缓甚至逆转衰老。我的病人已经证实，它能让你看起来更年轻。

我的方案非常简洁。它只包含5种产品，每种产品都是经过精心挑选的，用于达到与抗衰老和保持皮肤年轻有关的特定功能。这5种补充剂涵盖所有，你可以很容易购买到。

正确的复合维生素

如果我必须推荐一种补充剂，我会从专注于皮肤的复合维生素开始。像许多人一样，我从小每天都吃Flintstones复合维生素。这些小小的、像恐龙形状的维生素，尝起来像糖果。市面上有更好的复合维生素，特别是对于那些想要皮肤更健康的成年人。寻找一款特别含有以下维生素的产品。

- **维生素A**。这种脂溶性维生素是一种强大的抗氧化剂，对眼睛健康至关重要，并能防止与紫外线有关的光损伤和炎症。[123]

  （维生素A的作用是由内而外的，可参阅第十三章，了解如何使用外用维生素A，又名维A酸，从外向内抗衰老。）

- **维生素C**。你必须通过食物摄取这种水溶性抗氧化剂，因为你的身体无法自行生成它。维生素C是一种辅酶，有助于稳定胶原蛋白的三螺旋结构，使其成为生产健康的胶原蛋白所必需的维生素。长期缺乏维生素C的人（想想历史上长时间航海的水手）可能会患上维生素C缺乏症，这会导致皮肤脆弱、点状出血（皮肤下出血造成的微小病变）、牙龈出血、容易出现瘀伤以及伤口愈合缓慢。

研究表明，补充维生素C也具有光保护作用，这意味着它可以帮助你的皮肤更好地抵抗紫外线辐射和自由基造成的损伤（但你仍然需要涂抹防晒霜）。[124]另一项研究发现，维生素C摄入量较高的女性皱纹更少，皮肤更不易干燥。[125]请注意，一些皮肤精华也含有维生素C。维生素C外用和内服都非常好。

- **维生素D**。维生素D缺乏症在美国很常见。[126]我们的身体会根据日晒情况制造维生素D，但你也可以将其作为补充剂服用。维生素D可保持骨骼强健，支持健康的免疫反应，并有助于预防皮肤癌。[127]

  不幸的是，随着年龄的增长，皮肤合成的维生素D会减少。[128]这就是为什么随着年龄的增长，补充维生素D显得更加重要。[129]一项研究显示，皮肤中维生素D含量低与皮肤光损伤程度高有关，特别是红斑（皮肤发红的斑块）、毛细血管扩张（红色小血管）、色素沉着（变色区域）和皱纹。[130]

- **硫胺素（维生素B$_1$）和核黄素（维生素B$_2$）**。这两种必需的B族维生素有助于头发、皮肤和指甲的健康。它们还能作为抗氧化剂，中和受损老化的自由基。

- **烟酸（或烟酰胺，即维生素B$_3$）**。这种B族维生素能保护皮肤免受紫外线辐射的伤害。[131]一项研究表明，它能降低皮肤癌和皮肤癌前期的发病率。[132]
- **泛酸（维生素B$_5$）**。一项皮肤病学研究表明，将这种B族维生素作为补充剂服用12周后，面部痤疮有所减少。[133]
- **绿茶提取物**。我喜欢它，因为它含有强大的抗氧化剂，（正如之前章节所述）可以帮助诱导自噬。一项研究发现，绿茶补充剂和绿茶产品能改善皮肤弹性。[134]它还能抗炎，防止紫外线引起的皮肤损伤和癌症。[135]

强力抗氧化

正如前面所讨论的，抗氧化剂能够对抗自由基和氧化压力。尽管通过食物摄取抗氧化剂是极好的，但即便饮食均衡，也难以达到理想状态。因此，我特别强调补充抗氧化剂的重要性，尤其是白藜芦醇、姜黄素和槲皮素这些成分。通常来说，饮食中抗氧化剂的含量越高越好，这不仅有助于保护皮肤免受自由基的伤害，同样也有助于保护内脏器官。

抗衰老 ω-3 脂肪酸

我之前推荐过食用富含 ω-3 脂肪酸的鱼类，然而，确保摄入足够的 ω-3 脂肪酸并非易事。研究显示，女性若能增加 ω-3 脂肪酸的摄入量，可降低皮肤干燥和萎缩的风险。通常，ω-3 脂肪酸补充剂以鱼油胶囊的形式存在。需要注意的是，鱼油中含有易氧化的酸性物质，因此开封后必须冷藏保存，留意保质期，并且应从信誉良好的公司购买。

肠道益生菌

每天服用益生菌对保持健康的肠道菌群和维护健康的肠道-皮肤轴非常重要。我推荐使用50亿至150亿CFU[①]的益生菌。少于这个数量的益生菌很可能因为丰度不够而无法产生积极的效果。建议你将益生菌保存在冰箱中，以防止其失去效力。

紧致皮肤的胶原蛋白

胶原蛋白补充剂通常由水解胶原蛋白组成，在肠道中被消化成氨基酸和肽。为了被身体利用，这些氨基酸和肽必须被小肠吸收并进入血液。反对胶原蛋白补充剂的一种观点认为，胶原蛋白会被胃酸分解，被人体吸收后就不再是胶原蛋白了。然而，研究似乎表明情况未必如此。2018年的一项研究调查了在4周时间内摄入水解胶原蛋白的效果。结果发现，血液中羟脯氨酸肽的水平发生了变化。[136] 2017年的一项研究发现，补充水解胶原蛋白后，皮肤中的胶原蛋白衍生肽水平升高。[137] 与一些医生传统的观点相反，胶原蛋白补充剂确实可以改善皮肤弹性和关节舒适度，还能减少皱纹、增厚皮肤。这些说法已经得到了很多研究的支持。[138] 另一项安慰剂对照临床试验发现，口服胶原蛋白补充剂改善了皮

[①] CFU，菌落形成单位的缩写，是益生菌的数量计量单位。——译者注

肤的水合度并增加了皮肤中胶原蛋白的含量。[139]

2014年的一项随机安慰剂对照研究发现，口服水解胶原蛋白补充剂8周后，眼周皱纹减少了20%，皮肤中I型胶原蛋白的含量增加了65%，弹性蛋白增加了18%。[140]另一项安慰剂对照临床试验发现，定期补充胶原蛋白6个月后，橘皮组织的外观明显改善。[141]

最后，2021年对1100人进行的一项荟萃分析发现，在补充水解胶原蛋白90天后，受试者的皱纹减少了，皮肤弹性和水合度也得到了改善。[142]因此，摄入胶原蛋白可以让你的皮肤看起来和感觉更年轻。研究结果有力地证明了这一点！

存在5种不同类型的胶原蛋白。各类产品中所含的胶原蛋白种类各异，而这些信息并不总是被明确标注。

- Ⅰ型胶原蛋白存在于骨骼和皮肤中。它占骨骼有机质量的90%以上，也是皮肤、肌腱和韧带的主要成分。这是大多数水解胶原蛋白产品中普遍使用的胶原蛋白类型，也是对皮肤影响最大的类型。
- Ⅱ型胶原蛋白是主要存在于软骨中。这种类型的胶原蛋白通常用于修复损伤。
- Ⅲ型胶原蛋白主要存在于肌肉中。
- Ⅳ型胶原蛋白较少见，有助于肾脏过滤。
- Ⅴ型胶原蛋白呈纤维状，最常见于胎盘中。

我建议在挑选胶原蛋白补充剂时格外小心。一些低质产品可能含有被粉碎的丢弃的猪、鱼、鸡和牛的部分，存在重金属污染的风险。水解胶原蛋白补充剂（有时被称为胶原蛋白肽）通常几乎无味，能够混合到咖啡、茶甚至清水中。某些产品还添加了香料，可以加在冰沙中享用。它们同样是补充蛋白质的优质选择。

在断食期间不要服用胶原蛋白，因为它含有蛋白质，可能会破坏断食。在自噬饮食阶段（参见第163页）也不应服用胶原蛋白，因为蛋白质可能会中断自噬。

自体年轻化

蕾妮是我在诊所接诊的病人之一。今年67岁的她，在绝经后注意到自己的皮肤变得越来越薄。即便是轻微的撞击，也会在她的皮肤上留下瘀伤。每次照镜子，她都难以看到自己期望中的容颜。取而代之的，是那些岁月留下的痕迹——皱纹和老年斑。

在看了我发布的关于胶原蛋白益处的视频后，蕾妮开始尝试每日服用水解胶原蛋白补充剂。她选择在每天早晨的咖啡中加入一勺。这种补充剂易于溶解，且无任何味道。3个月后，她惊喜地发现，自己的皮肤看起来明显变得光滑和紧致了。她甚至开始收到来自朋友和皮肤科医生的赞美，而他们完全不知道她在服用胶原蛋白。

除了皮肤变得更加光滑，雷妮还感觉到自己的身体状态也变得更加年轻。她的关节在夜间不再感到疼痛，她的头发

> 也比以往更加浓密。仅仅是服用这种简单的胶原蛋白补充剂，就大大改善了她的生活质量。

　　这就是5种能让你的身体自动恢复活力的补充剂。在早上吃早餐时补充这些营养补充剂，你就会有一个强健的开始，让你的身体保持活力和青春。我建议你试试本章介绍的营养补充剂，并在使用几个月后看看皮肤和体感的变化。

　　最后备注：市面上有许多优秀的营养补充剂公司，但我还没有对它们进行足够的研究，无法为你提供品牌推荐。因此，我建议你阅读它们的成分，并确定哪些是你能够负担得起且可获得的。

第三部分

由外而内的照护,让皮肤焕然一新

第十一章

清洁皮肤，让皮肤永葆青春

我经常听我的粉丝说，他们觉得我的皮肤看起来很完美。

"你的皮肤像玻璃一样光滑。"

"我怎样才能让我的皮肤看起来像你的一样好？"

"为什么你明明上了年纪，却没有皱纹？"

"你保持青春永驻的秘诀是什么？"

确实，这是多年来粉丝的真实评论。其实我一生都在与皮肤问题做斗争，包括成人痤疮、色素斑、反复发作的口周皮炎以及酒渣鼻，但我的大多数病人并不知情。这些只是我不得不面对的众多挑战中的一部分。我的皮肤对各种成分极为敏感，使用大多数药妆品牌的护肤品后，我的皮肤都会出现红疹。

我想提醒大家，我不是皮肤科医生，在接受培训期间，我和大多数年轻的整形外科医生一样，几乎没有接受过皮肤照护方面的培训。不过，因为我一直对皮肤照护很感兴趣，所以我决定在住院医生的岗位上学习皮肤照护的基础知识，甚至还在每周的大查房会议上做了相关的演讲。

在完成普通外科和整形外科住院医师培训之后，我有幸在比弗利山庄跟随美国顶尖的美容整形外科医生理查德·艾伦博根博士（Dr. Richard Ellenbogen）进行了一年的高级美容整形外科研究。这实质上是一段学徒经历，在此期间，我全方位掌握了高级美容整形外科的知识。除了掌握先进的手术技术，我还获得了学习更多皮肤照护知识的机会。

我参加了由美国顶级美容皮肤科医生Zein Obagi博士主讲的课程，并在之后的数年里，成为他在美国全国范围内的讲师。期间我深入研读了关于皮肤照护和美容皮肤病学的教科书。此外，我还报名参加了化妆课程，大部分时候我是班上唯一的男性学员。有一次，我和妻子一同参加了资生堂的课程，我们为彼此化妆。不管你信不信，那时候我竟然能画出相当不错的烟熏眼妆！

早在2004年，我在密歇根州罗切斯特山开设私人诊所之初，引入了几个护肤品牌来向我的病人推广及销售。大多数美容整形外科医生在他们的诊所里销售护肤品，尽管他们中大多数人对皮肤护理知之甚少。他们销售的少数几个品牌包括ZO Skin Health、Obagi、SkinMedica和SkinCeuticals，这些品牌专注于获得可见的效果，而不仅仅是闻起来和皮肤感觉良好。

我只推广传统的医疗级护肤品，同时隐藏了一个我羞于承认的秘密：我销售的许多产品，在我使用时，却让我出现了皮疹、口周皮炎，或者加重了我的酒渣鼻。

但它们对我的病人非常有效，它们含有视黄醇、曲酸和维生素C等活性成分。然而，我自己永远无法使用这些产品。实际上，我只使用基础的洁面乳，可能还有专门针对超级敏感皮肤的轻盈保湿霜。这种状况已经持续了多年。

慢慢地，我逐渐意识到食物和营养补充剂对皮肤的积极影响，这促使我深入研究天然有机护肤品。令人惊喜的是，与药妆或医疗级护肤品不同，这些天然护肤品并未导致我的皮肤受损或出现瘙痒性荨麻疹。相反，它们使我的皮肤感觉更加水润、舒适和健康。我开始认识到，我之前使用的和销售的产品中含有许多不必要的化学添加剂（只需浏览一下那些难以发音的成分列表就不难理解了），它们正是引发我皮肤不良反应的罪魁祸首。并非因为我拥有特别敏感的皮肤，而是因为那些产品中的成分过于刺激或容易引起过敏反应。这一发现让我豁然开朗。

我决定深入探究护肤品成分及其潜在的不良反应风险。据我所知，尽管欧盟基于安全考虑禁止在个人照护产品中使用超过1000种成分，但美国食品药品监督管理局却仅禁止了11种。在我们日常使用的护肤品中，某些成分若过量使用，可能提升罹患癌症的风险，干扰体内激素平衡，甚至引发不适和过敏反应。令人惊讶的是，我销售和推广的某些医疗级护肤品竟然也含有这些化学成分！

有了这些新信息，我很兴奋地开始向我的病人宣传有机皮肤照护产品。但很快，我就意识到了另一个问题。虽然这些天然有机产品很温和，对皮肤的保湿效果也很好，但它们在其他方面并不那么有效。实际上它们并没有对衰老过程起多大的干预作用。

因此，我创立了自己的护肤品系列 YOUN Beauty，将天然有机成分与有科学依据的医疗级成分（如视黄醇、维生素C、曲酸和透明质酸）结合起来。当然，你不一定非得使用我的产品才能逆转衰老。

无论你选择何种产品，我都推荐你执行3个核心步骤，从外至内呵护你的皮肤，使皮肤焕发青春活力。这3个步骤我将在本章及接下来的两章中详细阐述。美丽的皮肤源于健康，因此任何护肤计划的首要目标都应是追求健康。维护皮肤的健康状态，自然能够解决皱纹、老年斑、粗糙纹理和褶皱等影响皮肤外观的问题。

如何保养你最大的器官

皮肤作为人体最大的器官，其平均覆盖面积接近两平方米。我们的全身皮肤都会经历老化过程，然而，老化的速率却因人而异，这主要受到皮肤暴露于外部环境的频率和程度的影响。对于脸部皮肤，你可能已经习惯于使用洁面乳、保湿霜以及防晒产品进行照护，相较而言，你的手部皮肤可能显得更为苍老。

为了更好地照护脸部皮肤，我建议你通过3个步骤来考虑，这3个步骤都很重要：清洁、保护和修护。让我们开始讲讲皮肤清洁。

在大多数情况下，我建议每天进行两次皮肤清洁，但如果你的计划中只允许一次，那么请选择在晚上进行。清除堵塞毛孔的化妆品以及一天下来皮肤上累积的油脂和污垢是至关重要的。你所选用的洁面乳应该能带给你干净舒适的肤感，而不应引起脸部发红、干燥或刺痛。此外，请避免使用普通香皂，因为它通常含有十二烷基硫酸钠表面活性剂，这可能会在皮肤上留下一层干燥的薄膜。以下是根据你的皮肤类型提供的详细指导。

- 对于非常干燥和敏感的皮肤，建议使用无须冲洗的无表面活性剂洁面产品。
- 对于轻微敏感、轻微干燥的皮肤，可以考虑使用含有绿茶等植物成分的乳状洁面乳，这会让皮肤感觉滋润。
- 对于中性至油性皮肤，试试泡沫洁面产品。这些产品比较温和，但对清洁皮肤和卸妆非常有效。它们也可能导致干燥，并可能刺激敏感皮肤。
- 对于有痤疮的人来说，可以尝试使用油基洁面产品。虽然不是每个人都适用，但一些易长痘痘的油性皮肤的人发现油基洁面产品对他们来说效果最好。这些产品可以让皮肤感觉干净，不会油腻。虽然听起来有些反直觉，但油基洁面产品在清洁油性皮肤方面非常有效，俗话说"相似相溶"，换句话说，油可以溶解油。这些洁面产品可以有效地深入油脂堵塞的毛孔并将其清洁干净。

洗脸不需要花哨的工具。用手打圈涂抹洁面乳。然后温水冲洗，用干净的毛巾轻轻拍干。如果你觉得洗一次脸并不能彻底清洁皮肤，可以考虑做两次清洁。有些人发现，油基洁面产品是双重清洁的绝佳选择：首先用油基洁面产品去除污垢、油脂和化妆品，然后用更传统的温和洁面乳，展现最干净、最柔软的皮肤。

你需要使用爽肤水吗？

清洁皮肤后你该做什么？下一步是为接受照护做准备。你可能习惯了使用爽肤水来达到这个目的，但它真的有必要吗？过去，爽肤水被用来清除某些洁面产品留下的油性残留物。爽肤水是收敛剂，能让皮肤感觉凉爽和干净，但也可能导致皮肤脱水和去除其必需的油脂。

我们最近发现，就像肠道一样，皮肤也有自己复杂的微生物群。是的，你的皮肤表面生活着数万亿细菌，这些健康的菌群可能在你的皮肤健康中扮演着重要的角色。使用酒精类爽肤水或强力洁面产品去除皮肤的微生物群，实际上可能会使你的皮肤变得更不健康，看起来更显老。

一时感觉舒适并不等同于对皮肤有益。只要洁面乳使用后没有留下可见的残留，那么可以省略爽肤水的步骤。如果洁面后皮肤仍有不完全清洁的感觉，你或许会喜欢爽肤水带来的清爽效果。

对于油性皮肤的人来说，使用不含酒精的爽肤水可能最合适。如果你的皮肤偏油性，可以每天使用两次爽肤水，或者根据皮肤的耐受程度来调整。对于普通或混合性皮肤，每天使用一次可能就足够了。如果你的皮肤非常干燥，或者有湿疹或酒渣鼻，应避免使用爽肤水。

俗话说，"洁净可能仅次于虔诚"，但要保持皮肤年轻、紧致和富有弹性，下一步同样重要：保护。

第十二章

为皮肤抗衰提供保护

为下一步的抗衰老行动做好准备，首先需要清洁并调理皮肤，以保护它免受自由基和外部环境的侵害。这对于促进皮肤的自我更新至关重要，任何期望保持或恢复皮肤年轻态的人士都应制订相应的保护策略。保护策略涵盖3个方面，为了实现最佳效果，建议使用高品质的抗氧化精华、防晒霜以及保湿霜。接下来，我们将详细分析这些护肤品。

抗氧化就是抗衰老

我已经强调过，通过饮食摄取抗氧化物质以及服用抗氧化营养补充剂的重要性。然而，抗氧化剂在局部应用时，同样能成为抗击衰老的有力武器。你可能已经了解，抗氧化剂通过中和自由基来预防损害，而自由基正是导致皮肤老化的主要原因之一。口服抗氧化营养补充剂与局部使用抗氧化剂结合，能够有效预防皱纹形成和皮肤癌的发生。这真可谓是一箭双雕！

早上使用抗氧化乳霜或精华液，它能在白天保护你的皮肤。晚上涂抹就不那么重要了，因为这时皮肤不会受到环境的侵袭。可以局部使用的抗氧化剂有很多种，包括维生素C、维生素E、绿茶或红茶、辅酶Q10和石榴。

维生素C是抗氧化精华液中最受欢迎且易于获取的成分之一。大多数主要的护肤品牌都提供含有维生素C的乳霜或精华液。建议选择那些至少含有10%左旋维生素C的产品。由于维生素C在暴露于光线时容易变得不稳定，因此它必须被妥善包装在深色或不透光的容器中。如果产品呈现棕色，表明它可能已经氧化，效果因此受到影响。

新鲜且高质量的维生素C精华液是有效的，特别是当与维生素E结合使用时。《美国皮肤病学会杂志》（*Journal of the American Academy of Dermatology*）上的一项研究发现，这两种成分可以产生协同作用。[143]

虽然抗氧化剂主要以其保护皮肤的功效而闻名，但其中一些抗氧化剂也有很强的抗衰老作用。维生素C有助于减少多余的老年斑，并通过刺激胶原蛋白的生成来消除细纹。不过，我更关注抗氧化剂的保护作用，因为对抗自由基和减少炎症是它们的主要功效。即使是青少年也可以从抗氧化精华液中受益，帮助保护他们的皮肤，所以我建议大家尽早开始使用抗氧化精华液。

关于防晒霜你需要知道的一切

如果你想预防皮肤过早老化，使用防晒霜是必须的，特别是在你的脸部、颈部和上胸部，如果手和手臂暴露在外，最好每天也使用防晒霜。不管你信不信，即使在多云的日子里，多达60%的太阳破坏性辐射也能穿透云层。

凯斯西储大学（Case Western Reserve University）对同卵双胞胎进行的一项研究表明，增加日晒和不使用防晒霜会导致双胞胎中的一个比另一个看起来更老。而且随着年龄的增长，这种差异会越来越大。[144]

10年甚至更长的时间后，皮肤上才会显现出日晒导致的老化迹象。这通常表现为黑斑（老年斑）。我接触过许多四五十岁的病人，虽然他们表示从不晒太阳，也总是涂抹防晒霜，却依然出现了老年斑。我坚信，这些斑点中的一些就是数年甚至数十年前紫外线损伤的结果。

阳光照射产生的破坏性辐射包括UVA和UVB。UVA会导致老化、褪色和皱纹，并可能发展成皮肤癌。UVA的波长比UVB的波长长，因此可以从分子和细胞层面深入皮肤。UVA是导致黑色素瘤的罪魁祸首：它们与皮肤细胞发生反应，产生游离辐射，可破坏DNA，使健康细胞生病，破坏皮肤中的胶原蛋白和弹性蛋白，导致皮肤过早老化和晒伤，并诱发皮肤癌。如果再加上来自环境中的自由基（如污染），这种损伤会更加严重。

UVB导致晒黑和晒伤。长期暴露在UVB下与基底细胞癌和鳞状细胞癌有关。这些射线在上午10点至下午3点之间最为强烈，因此应尽量减少这段时间的日晒。还要记住，赤道附近和高海拔地区的阳光更强烈。

你知道吗？被雪包围会使人更容易晒伤，因为雪对紫外线的反射效率非常高。我上大学时曾去阿尔卑斯山滑雪。由于我皮肤中的黑色素，我几乎从来没有被晒伤过，所以我只是在脸颊上抹了一些防晒霜就开始滑雪了。没想到，高海拔加上太阳光从雪地上的反射，让我经历了人生中最严重的一次晒伤。

更糟糕的是，除了脸颊上的两个手印外，我的整张脸都被晒得通红！这给我上了深刻的一课，也让我在接下来的几个月里尴尬不已，因为大家都叫我熊猫尹。因此，请在滑雪和享受其他冬季户外活动时务必涂抹防晒霜。

防晒霜的防护等级由SPF表示，SPF是防晒系数的缩写。然而，许多人并不了解，SPF值仅代表对UVB的防护效果，而不涵盖对UVA的防护。因此，尽管高SPF值的防晒霜能够预防晒伤和皮肤灼伤，却无法抵御皮肤过早老化，出现老年斑、皱纹以及潜在的致命黑色素瘤。

为了获得对这两种紫外线的全面防护，请选择标有"广谱"字样的防晒霜。美国食品药品监督管理局已经出台规定，对那些缺乏足够UVA防护能力的防晒霜发出警告。我同样建议使用SPF值至少为30的防晒霜，这样的产品能吸收97%的紫外线。这也是美国皮肤病学会的推荐。

关于防晒霜最后要知道的一点是，SPF值是基于你在皮肤上涂抹了适量防晒霜的假设。大多数人只涂抹了建议量的25%。根据美国皮肤病学会的建议，尽量用大约30毫升来涂满你整个身体。脸部、耳朵和颈部至少要涂抹大约5毫升。如果头发较短，也可以涂在头皮上。

如果使用化学防晒霜，建议在户外活动前15~30分钟涂抹，以确保皮肤充分吸收。每两小时需重新涂抹一次，直至你回到室内。如果流汗或涉水，应更频繁地补涂。切勿遗漏唇部，尽管唇部不会晒黑，但它们完全暴露于阳光之下。建议使用SPF值30或更高的防晒润唇膏，并在涂抹唇彩或口红之前使用。请记住，虽然有的防晒霜标注防水，但实际上没有任何防晒霜能够完全防水。所以，游泳或涉水后，务必重新涂抹防晒霜。

防晒与防紫外线

人们经常交替使用防晒和防紫外线这两个词，但实际上它们并不是一回事。化学防晒霜含有活性化学成分，可以吸收阳光中的紫外线，并且会被皮肤吸收，研究表明它们也会被血液吸收。化学防晒霜比较稀薄，大多数人喜欢把它涂抹在脸上，这样就不会出现由某些物理防晒霜中的成分所造成的那种鬼魅般的白色色调和厚重、黏稠的感觉。

虽然化学防晒霜确实可以保护皮肤免受太阳照射的有害影

响，但我并不建议在全身使用，因为这会导致化学物质暴露。例如，氧苯酮（oxybenzone）是化学防晒霜中非常常见的成分，它同时可能是一种内分泌干扰物或激素干扰物。根据环境工作组（EWG）的报告，美国销售的600种防晒霜中含有氧苯酮。[145] 2008年，来自疾病控制与预防中心（CDC）的顶尖科学家们发现，97%的美国人的尿液中含有氧苯酮，这表明它可以通过皮肤吸收进入血液。[146]此外，研究表明，每4~5个人中就有1个人对氧苯酮有过敏反应。[147]

研究还表明，当暴露在阳光下时，氧苯酮会产生自由基，[148]因此，虽然它可能会保护你远离阳光照射导致的自由基形成，但它也可能会通过与阳光的化学反应产生活性自由基。什么？这是什么逻辑？氧苯酮似乎也有较弱的雌激素[149]和抗雄激素效应。[150]许多整体健康专业人士认为它是一种激素干扰物，会模仿体内激素的作用，从而干扰正常的激素功能。一项研究发现，氧苯酮甚至影响生育能力。[151]

甲氧基肉桂酸辛酯（octinoxate）是另一种常见的化学防晒成分，研究表明它也会以与氧苯酮类似的方式干扰内分泌。两项研究表明，甲氧基肉桂酸辛酯可能会改变大鼠的甲状腺功能。[152]是的，尽管研究对象是大鼠，但仍然对健康有风险。

除了这些潜在的有害特性，有氧苯酮和甲氧基肉桂酸辛酯成分的防晒霜还可能对环境造成破坏。包括夏威夷在内的许多靠近珊瑚礁的海滩都禁止使用这两种防晒霜。研究表明，这些防晒霜会导致珊瑚礁白化。[153]

麦素宁滤光环（Mexoryl SX）和稳定的阿伏苯宗（avobenzone）也是化学防晒成分，能提供良好的 UVA 防护，与氧苯酮不同，它们似乎不会造成激素紊乱，而且对皮肤的渗透非常有限。如果你确实选择使用化学防晒霜，请选择有这些成分的，而不是有氧苯酮或甲氧基肉桂酸辛酯成分的防晒霜。

那么，物理防晒霜又是怎样的呢？物理防晒霜含有二氧化钛或氧化锌等矿物质，它们通过物理阻挡的方式，有效防止阳光直接照射到皮肤上。与化学防晒霜不同，它们的作用类似于一面盾牌。但是，这些矿物质往往会导致人们不喜欢的白色残留物。幸运的是，如今许多公司已经推出了微粉化物理防晒霜的新配方，这种防晒霜的白色残留物已经大大减少。虽然这种防晒霜的价格相对较高，但其更佳的外观和质感，以及不含潜在有害化学成分的特点，可能更值得你选择。

不过，物理防晒霜有一个令人担忧的问题。没有白色残留物的透明物理防晒霜可能含有纳米粒子。一些早期迹象表明，纳米锌可能会被血液吸收。为了安全起见，你可能需要坚持使用带来白色残留物的物理防晒霜。

总之，出于谨慎考虑，我建议身体使用物理防晒霜，面部使用含麦素宁滤光环和阿伏苯宗成分的化学防晒霜；如果你的皮肤足够白，不会受到物理防晒霜白色残留物的不良影响，面部也可以使用物理防晒霜。

充分利用保湿霜

保湿霜能够很好地防止皮肤水分流失，保持皮肤水润、光滑和减少皱纹，但保湿霜并不能真正使皮肤细胞变得年轻。它只是让皮肤看起来更年轻、更光滑、更健康（但这也是很重要的）。随着年龄的增长，我们的皮肤会失去一些水分和饱满度。保湿霜不能逆转衰老，但它对于保持现有的皮肤状态是必不可少的。

最好寻找一款含有活性成分，如抗氧化剂（维生素C、E和/或绿茶）的日常保湿霜。即使你已经在使用含有这些成分的精华液，保湿霜中额外的抗氧化剂也不会有坏处。在早晨使用这些保湿霜，可以获得抗氧化剂的保护效果。

最好在沐浴后两分钟内，趁皮肤还湿润的时候涂抹保湿霜，以便将水分锁在皮肤里。到了晚上，更强效的保湿霜可以帮助皮肤恢复水分和活力。你可以购买单独的保湿晚霜，或者使用含有视黄醇、肽和生长因子等活性抗衰老成分的复合晚霜。

顺便说一句，如果你是油性皮肤，那么你可能不需要保湿霜。

冬季气候凉爽，湿度下降，皮肤会变得更加干燥，此时，良好的保湿产品就显得尤为重要。如果你那里冬天非常寒冷，一定要使用加湿器，尤其是在睡觉时。加湿器可以真正帮助你的皮肤保持水润。

尹医生的小贴士

这里有一个保持皮肤湿润的好方法。在白天经常用喷雾或喷水的方式给皮肤补充水分。这可以帮助皮肤保持湿润，减少因皮肤干燥而出现的皱纹。你可以将小喷雾瓶放在包里，随时用它保持面部皮肤的水分。

在清洁和保护之后，下一步就是修护了，这也是皮肤抗衰老的真正前奏。

第十三章

皮肤抗衰修护

修护皮肤是由外而内解决衰老问题的3个步骤中的最后一步,它分为两个部分。首先是去角质,去除死皮细胞,这样皮肤不仅看起来更洁净、更年轻,还能更好地吸收有效的抗衰老成分;其次是修护本身,有很多选择。让我们从去角质开始。

去角质,让皮肤更年轻

皮肤表层的大部分是由死亡或正在死亡的皮肤细胞构成的。这些细胞的积累会使皮肤显得暗淡无光。去角质能够有效去除这些死皮细胞,促进细胞的新陈代谢。本质上,去角质能够促发皮肤细胞生成新细胞的信号。

去角质的方法主要有物理和化学两种。物理去角质通过使用微小颗粒在皮肤上进行摩擦来实现。这种方法成本较低,但选择时需谨慎。确保所用磨砂膏质地温和,无尖锐颗粒,以避免皮肤受损。

你无须过度用力擦洗，去角质磨砂膏的质地可以完成这项工作。一些皮肤科医生指出，过度物理去角质可能会导致皮肤微小创伤，长期使用可能加剧炎症，造成不必要的皮肤损伤。对于敏感性皮肤，物理去角质产品可能不是最佳选择。在这种情况下，化学去角质可能更适合。

化学去角质主要通过使用 α- 或 β- 羟基酸来实现。尝试非处方的果酸（α- 羟基酸）换肤，可以帮助你了解自己是否适合这种去角质方法。轻度化学去角质特别适合敏感性皮肤、有爆痘问题的皮肤和成熟皮肤（成熟皮肤往往更薄且更脆弱）。

对于敏感性皮肤，建议每周去角质次数不超过1次。而正常皮肤每周可以进行2~3次去角质。如果出现皮肤发红或过敏现象，应减少去角质的频率。

通常建议在洁面后去角质，以确保脸部皮肤干净且清爽。夜间往往是去角质的理想时段，因为此时皮肤可以更好地吸收晚霜和活性修护成分。在考虑去角质时，请避免对眼睑进行去角质处理！眼睑区域通常过于敏感，无法承受摩擦。

尹医生的小贴士

目前在护肤领域，趋势是减少使用过于激进的治疗方法。如果你没有看到你所期望的效果，或者你的皮肤出现了问题，那么尝试减少你正在使用的某些产品，特别是去角质产品和爽肤水。回归基础（清洁、防晒、保湿）后，看看你

> 的皮肤状况是否有所改善。通常情况下，在护肤方面，少即是多。

在去角质之后，使用抗衰老产品能达到最佳效果。即便在不进行去角质的日子里，也推荐在晚间使用这些产品，以便它们能在夜间深入皮肤，发挥神奇的修护作用。让我们看看那些能够显著提升皮肤紧致度、弹性、透明感以及肤色的修护方法。这些方法无疑是激活皮肤自我更新和年轻化过程的关键。

黄金标准：类视黄醇

类视黄醇（retinoid）[①]是维生素A及其类似物，它们通过化学方式去除皮肤表层的死皮细胞，并刺激新的胶原蛋白纤维生成，以替代旧的、受损的、不规则的和老化的胶原蛋白纤维。类视黄醇可以逆转随着年龄增长在真皮层中胶原蛋白变薄的现象，并且还具有抗炎作用。一些研究表明，处方级的维A酸甚至可以逆转早期皮肤癌，如光线性角化病。[154]（如果你已被诊断出患有光线性角化病，请与皮肤科医生讨论什么是最适合你的治疗方法，因为他们可能会给你开比维A酸更强的药方）。

使用类视黄醇的最佳时间是在睡前。让它作用6~8小时可以达到最佳效果。然而，请注意，如果你使用类视黄醇，特别是

[①] 类视黄醇是一个广义的术语，指的是所有维生素A的衍生物，包括视黄醇、维A酸以及其他形式（如视黄醛、视黄酯等）。——译者注

像处方级的维A酸，你的皮肤会更容易对阳光敏感，因此避免阳光直射或使用强效防晒霜变得尤为重要。

如果你选择使用维A酸，你可能会在4~6周内看到明显的效果，尽管我建议至少给它3~4个月的时间来实现真正显著的变化。一种刺激性较小的维A酸是Retin-A Micro（把维A酸进行微球化处理）。保湿效果比较好的是Renova和Refissa[①]。

如果使用这些处方级类视黄醇，你只需要在每两晚或每晚（只在晚上使用，因为它们会被白天的日照光线破坏）在面部皮肤上使用豌豆大小的量，或者遵照医嘱。使用者通常会因为这些产品非常强大而出现刺激、干燥、脱皮或暂时性皮炎。甚至可能在皮肤排毒或适应治疗的过程中，出现痘痘。如果你有这些症状，请咨询医生，他可能会建议你减少使用频率，直到你的皮肤适应。

许多人开始时每隔一晚使用一次，直到皮肤适应后再增加到每晚使用。但是，这些产品使用得越频繁，你就越快看到变化。因此，请与你的医生合作，制订一个适合你和你皮肤的计划。请记住，只要坚持使用，这些产品是非常有效的。

尽管如此，维A酸并非适合每个人，使用时需谨慎考虑剂量和适应期。我首次接触维A酸是在医学院学习期间。那时，我和我的女友艾米开始遭遇成人痤疮的困扰。我之前从未有过痤疮的烦恼，这让我首次深刻体会到长痤疮的烦恼。因此，我们咨询了家庭医生，医生为我们各自开具了0.1%浓度的维A酸乳膏，并

---

① 两种皮肤科药物的名字。——译者注

指导我们每晚仅需涂抹豌豆大小的量。

根据我目前的理解，痤疮的形成是压力、不规律的饮食习惯（例如，我经常在深夜去医院食堂吃油炸食品）以及睡眠不足共同作用的结果。然而，我并不责怪医生对此缺乏了解。她告诉我这对她非常有效，并向我分享了她的痤疮治疗方案。

问题的关键在于：我的医生皮肤非常厚且油腻，而艾米和我则不同。厚且油腻的皮肤往往更能承受维A酸的强烈作用。由于缺乏这些知识，我开始在我的皮肤上使用接近最大处方强度的维A酸。10天后，我的脸感觉和看起来就像被火焰吞噬了一样。它变得鲜红、干燥、开裂，并且遍布白色的脱皮。我陷入了困境。第二天我见到艾米，她的情况同样糟糕！我们立刻停止使用维A酸，转而采用轻度的局部类固醇和积极的保湿措施。

有些人根本无法忍受维A酸，许多停止使用维A酸的人很快就彻底放弃了。然而，如果你像我和艾米一样皮肤薄或敏感，我建议你先从浓度较低的非处方视黄醇霜开始。一旦你适应了，如果你想的话，你可以过渡到处方级的维A酸。大多数人用视黄醇就可以实现很好的变化。

另外，如果你的肤色较深，在使用类视黄醇之前，建议咨询整形外科医生或皮肤科医生，以确保这种方法适合你。

视 黄 醇

视黄醇（retinol）的主要优点是不需要处方即可购买，而且刺激性小于维A酸。因此，视黄醇是抗衰老治疗的最佳选择。[155]视黄醇涂抹到皮肤上后，会转化成极少量的维A酸。

开始时，每晚或隔晚使用视黄醇霜。不要在早上使用，因为和维A酸一样，阳光也会使其失活。如果你只选择一种抗衰老霜，我建议你选择含有天然有机成分的视黄醇保湿霜。除非你的皮肤非常敏感，否则这是任何抗衰老护肤品的基石。

重要提示：孕妇或哺乳期妇女应避免使用类视黄醇产品。尽管相关数据有限，但外用维A酸和视黄醇有可能被胎儿吸收。使用含有维生素A的护肤品可能导致血液中维生素A浓度升高，达到对胎儿造成伤害的程度。建议改用孕期安全的替代品，例如含有透明质酸、绿茶提取物和/或乙醇酸的保湿霜。

生长因素

生长因子是化学信使，它们向皮肤细胞发出信号，增加新胶原蛋白的产生。护肤品中的一种生长因子是转化生长因子β（TGF-β）。如果你不耐受类视黄醇，含有TGF-β的护肤品可能是一个更适合的选择，因为它引起的刺激要小得多。但是，含生长因子的护肤品的问题在于它们非常昂贵。

肽　类

如果你不想花钱购买含生长因子的护肤品，而你的皮肤又

对视黄醇甚至 α-羟基酸太敏感，你可以考虑使用肽类抗衰老产品。通常情况下，胜肽更容易被接受，但效果不如视黄醇那么显著。胜肽会向皮肤细胞发出信号，促进胶原蛋白生成。请记住，皮肤中的胶原蛋白会随着年龄的增长而降解，因此重新补充胶原蛋白是逆转皮肤衰老的关键。

从理论上讲，肽还能减少炎症和环境毒素对皮肤的伤害。棕榈酰五肽、寡肽、铜肽、Matrixyl 和 Dermaxyl 都是护肤霜中常用的肽。其他类型的肽，即 GABA（γ-氨基丁酸）和 DMAE（二甲氨基乙醇），理论上可以放松平滑肌（皮下等处的肌肉），使皮肤看起来皱纹减少。这种效果是暂时的，只能持续几个小时，但它是一种廉价的方法，可以立即获得紧致和平滑的皮肤。

如果让我给所有这些疗法的效果排序，我会把类视黄醇排在第一位，其次是生长因子，然后是肽类。如果你是一个皮肤护理爱好者，并想获得更好的效果，可以将类视黄醇与生长因子或胜肽结合使用，以获得最佳的皮肤焕活效果。

尹医生的小贴士

补骨脂酚（bakuchiol）是当前护肤界中备受瞩目的新星，它是一种最新的抗衰老成分。被宣传为植物来源、天然且比类视黄醇更温和的补骨脂酚，源自名为补骨脂的植物提取物。得益于其舒缓皮肤和抗炎的特性，补骨脂酚在阿育吠陀医学体系和中医传统中已有数百甚至数千年的应用历史。

尽管类视黄醇依然是抗衰老护肤界的黄金标准，但2019

年的一项研究揭示，在改善皱纹和色素沉着方面，视黄醇与补骨脂酚的效果并无显著差异。[156]尽管两种成分的效果相似，但使用视黄醇的个体报告了更多的皮肤干燥和不适感。补骨脂酚与视黄醇一样，对皱纹的改善效果似乎归因于促进皮肤中胶原蛋白的生成。然而，补骨脂酚的一个独特优势在于它不会增加皮肤对阳光的敏感性。

那么，我是否认为补骨脂酚是类视黄醇的合理替代品呢？目前，如果我必须选择其一，我仍然倾向于类视黄醇，因为其抗衰老效果有着悠久的验证历史。但是，如果你的皮肤对类视黄醇不耐受，那么补骨脂酚绝对是一个值得考虑的替代方案。

或者，为什么不考虑将两者结合使用呢？

美白修护

我经常听到的抱怨之一是关于老年斑、晒斑和肝斑的。这些名称都指向同一问题——由于过度日晒引起不受欢迎的色素斑点。太阳的紫外线辐射会损害皮肤中的色素产生细胞（也称为黑色素细胞），导致它们过度产生黑色素，并在日晒区域聚集成团。通常，这些斑点不会自行消失。它们可能会在那里停留多年，逐渐积累并增加数量，变得越来越烦人。去除晒斑的唯一方法是积极地去除它们。

美白霜（也称为淡斑霜）的主要功能是减少不必要的色素沉着，如晒斑。美白霜的种类很多，有效成分也各不相同。让我们一起来了解一下吧。

局部美白霜中最有效的成分是氢醌（hydroquinone，HQ）。遗憾的是，由于氢醌具有潜在的毒性，我并不十分推荐。不过，它是最有效的美白成分，也被用于一些著名的美白霜中，所以你有必要了解它。

氢醌能够抑制酪氨酸酶的活性，而酪氨酸酶是合成黑色素（皮肤色素）过程中不可或缺的关键酶。通常，氢醌的推荐使用浓度为2%。然而，在2020年9月颁布的《冠状病毒援助、救济和经济安全（CARES）法案》中，氢醌的非处方销售被禁止，这导致许多护肤品牌停止了其销售。目前，在美国，公众能够获得的外用氢醌产品浓度为4%，且必须通过医生处方或在医生的指导下才能购买和使用。此外，氢醌在多个欧洲国家同样被禁止使用。

使用氢醌的最佳方法是将其与类视黄醇和α-羟基酸结合使用。不过，使用氢醌也有可能出现褐黄病，即一种非常罕见的皮肤变黑现象。这种并发症主要发生在皮肤较黑的人身上。

还有人担心氢醌可能会致癌。实验证明，当实验大鼠暴露在极高浓度的氢醌中时，氢醌会致癌，但这一相关性尚未在人体中得到证实。[157] 如果突然停用氢醌，也可能会出现明显的色素沉着反弹。

出于上述考虑，我建议所有使用氢醌的病人在6个月内停止使用，转而使用毒性较小的产品（如曲酸）。如果你是孕妇或哺乳期妇女，请勿使用含氢醌的产品。最好是完全避免使用这些产品。取而代之，可以考虑将不含氢醌的皮肤美白产品和强脉冲光疗法（IPL）（参见第241页）结合使用，这样既能快速见效，又不会产生毒性。

相比氢醌，我个人更喜欢曲酸。它是一种皮肤美白剂，也能通过抑制酪氨酸酶发挥作用。它的刺激性比氢醌稍大，但价格较低，没有发生褐黄病的风险，而且不需要处方即可获得。但要必须明确指出的是：《印度皮肤病学杂志》（*Indian Journal of Dermatology*）最近的一项研究发现，氢醌比曲酸治疗黄褐斑（一种产生黑斑的皮肤病）更有效。[158]

由于曲酸的效果不如氢醌，因此最好与去角质产品（如α-羟基酸或维A酸）结合使用，以达到更好的渗透效果。或者与强脉冲光疗法结合使用，效果更佳。

烟酰胺（niacinamide），一种广泛应用于药店品牌美白产品中的成分，也是皮肤美白的另一选择。作为一种维生素B，它对减少皱纹和色素沉着具有积极作用。虽然其效果可能不及氢醌或曲酸显著，但烟酰胺以其经济实惠和持续有效性而受到青睐。与氢醌不同的是，烟酰胺在使用过程中未发现有已知的毒性问题。

需要避免的护肤成分

在你使用心爱的护肤品时，是什么在刺激你的皮肤呢？可能是那些添加的或多余的化学物质。令我震惊的是，我们竟然容忍这些物质存在于我们的护肤品中——尤其是那些潜在的致癌物质和激素干扰剂。因此，以下是你需要了解的关于我建议避免的成分信息。

- **对羟基苯甲酸酯（异丙基、丁基、异丁基）**。对羟基苯甲酸酯在许多护肤品中用作防腐剂。它们是已知的环境激素，可以模仿雌激素的作用。[159] 在男性尿液中对羟基苯甲酸酯类物质的浓度与精子形态异常比例的增加、精子活力的降低和睾丸激素水平的下降有明显关联。[160] 一项研究发现，大多数人体内都含有一定水平的对羟基苯甲酸酯类物质。[161]（注意：对羟基苯甲酸酯类物质的类型很重要。研究发现，对羟基苯甲酸甲酯总体上是安全的，没有证据表明它具有毒性或激素模拟效应）。

- **乙醇胺（二乙醇胺、三乙醇胺、乙醇胺）**。乙醇胺用于使护肤品更有奶油质感，但研究表明，暴露于高水平的这些化学物质与肝癌以及皮肤和甲状腺的癌前病变有关。[162] 欧盟和加拿大将二乙醇胺分类为有毒物质，但在美国仍然常规使用。乙醇胺还可以与某些防腐剂（如 N-亚硝化剂）反应形成亚硝胺，这些物质被认为是强致癌物。[163]

- **丁基羟基茴香醚和二丁基羟基甲苯**。这些化学物质被用来延长保质期。它们很可能是人类致癌物[164]和激素干扰物。

- 邻苯二甲酸酯（包括邻苯二甲酸二丁酯、邻苯二甲酸二酯、邻苯二甲酸二乙酯等）。邻苯二甲酸酯是一类用于使产品更柔软或使香料黏附于皮肤的增塑化学物质。邻苯二甲酸酯会干扰内分泌系统，可能导致出生缺陷和癌症。
- 聚乙二醇（聚乙二醇化合物）。聚乙二醇化合物广泛用于化妆品中作为增稠剂和保湿剂。它们可能被环氧乙烷和 1，4-二恶烷污染，这两种物质都是致癌物。
- 甲醛释放剂（季铵盐、双咪唑烷基脲、DMDM乙内酰脲）。众所周知，甲醛会引发DNA损伤并增加罹患癌症的风险。甲醛不仅存在于护肤品中，还广泛存在于建筑材料、压制木家具、胶粘剂以及汽车尾气中。一项针对殡仪馆工作人员的研究表明，那些进行更多防腐处理（因而接触到更多甲醛）的人，患骨髓性白血病的风险更高。鉴于我们所有人都会以某种方式接触到甲醛，我建议避免通过使用护肤品进一步增加这种暴露。

第十四章

预防衰老的日常护肤程序

我有一些专注于整体健康研究的同仁，他们专攻肠道健康领域。每当有人咨询如何改善痤疮或减少皱纹时，他们总是建议采取一些能够促进肠道健康和提升整体健康的措施，例如补充益生菌，饮用骨头汤，以及食用色彩斑斓的水果和蔬菜。他们很少提及护肤品的使用。

在皮肤科领域，我也结识了一些皮肤科医生和朋友。面对同样的问题，他们通常会推荐特定的护肤品。例如，对于皱纹，可能会建议使用维A酸；对于晒斑，可能会推荐曲酸和烟酰胺；对于酒渣鼻，则可能会推荐处方药膏如舒利达（伊维菌素乳膏）。他们通常不会讨论饮食习惯或肠道健康对皮肤的影响。

我不是肠道健康领域的专家。相较于我，我的整体医学专家同事们对此了解更深，我所掌握的关于肠道健康对皮肤和身体影响的知识，大多源自他们。坦率地说，我的皮肤科同事在皮肤状况方面的专业知识远胜于我。我所了解的护肤知识，几乎都是从这些同事那里获得的，对此我深表感激。

然而，这两个截然不同的健康专家群体也让我明白了什么是缺失的：一个真正的综合方法绝对是让自己拥有健康、年轻皮肤的最佳途径。

本书一开始，我便反复强调这一观点：实现年轻化并不仅仅依赖于内在的调整，也不仅仅依赖于外在的保养。真正有效的方法是双管齐下，同时从内部和外部着手，这是自体年轻化的黄金法则。仅仅依赖于正确的饮食或服用顶级营养补充剂是远远不够的。这些措施无法彻底消除你的皱纹，也无法显著减少色斑。反之，如果不从根本上找到皮肤问题或早衰的根本原因，即便使用了最合适的面霜，也只能暂时缓解症状，而无法彻底治愈皮肤深层的问题。一旦停用这些面霜，你正在对抗的皮肤问题——无论是痤疮、早衰还是其他问题，很可能会再次出现。

当你看到我们今天面临的许多慢性健康问题时，情况也是如此。某人可能会被医生开处方药来治疗他的高血压，但如果他不知道自己患有高血压的根本原因（包括饮食、活动水平、压力、睡眠、超重和遗传因素），那么一旦他停止用药，高血压就会复发。当然，用药可能是必要的，它能比改变生活方式更快地降低血压，防止脑卒中，但用药绝不能妨碍通过改变生活方式来支持治疗和纠正导致任何健康问题的错误。

在深入讲解如何将本节所学的护肤知识融入日常护肤程序之前，我想提醒你记住所有这些。我喜欢简单的抗衰老方案，但它们只关注你在表面所做的事。挑选你最喜欢的并坚持实践，你会看到变化。但不要忘记本书的其他部分：在你进行这些护肤程序的同时，要保持对饮食、睡眠、压力以及其他我即将介绍的内容的警觉和关注。

"2分钟年轻5岁"日常护肤程序

这是我极为推崇的日常护肤程序。它是我向病人推荐的一套极为简便的日常护肤流程。每天早晚只需各花2分钟，便能维持皮肤的健康状态，甚至在数月内让你的外貌看起来年轻5岁。实际上，我的团队对尝试了这一程序的女性病人开展了一项基础研究。我们为她们拍摄了使用前的照片，并在两个月后进行了再次拍摄。当我们询问她们感觉自己看起来年轻了多少时，大部分受访者的回答是："至少年轻了5岁！"这正是这个程序名称的由来。只要执行简单的步骤，只需6~8周的时间，你的皮肤就能焕发年轻光彩。接下来，我将为你详细说明这些步骤。

每日安排

晨间，第1步：清洁

每天早上，首先要清洁皮肤。找一款适合自己肤质的洁面乳。如果你是油性皮肤，应选择泡沫型洁面乳。如果你的皮肤是干性的，那么保湿洁面乳会更好。对于敏感性皮肤，温和的洁面乳不会对皮肤造成刺激。

晨间，第2步：使用抗氧化剂进行保护

抗氧化剂能对抗自由基，自由基会损伤皮肤并使皮肤老化。许多护肤品公司都有自己的维生素C乳液。确保保存方式是将其置于不透明的瓶中。因为阳光会引发维生素C的氧化反应，导致其颜色变深并失去效能。

晨间，第3步：使用防晒霜进行防护

虽然抗氧化剂能对抗自由基，但并不能防止紫外线对皮肤的伤害。美国皮肤病学会（American Academy of Dermatology）建议每天早上在脸上涂抹SPF值至少为30的广谱化学防晒霜或物理防晒霜。它能阻挡97%的阳光，防止皮肤过早老化，并降低皮肤罹患皮肤癌的风险。

晚间，步骤1：清洁

我反复强调，每晚彻底清洁面部皮肤以去除一天中积累的灰尘、污垢、污染物、油脂（皮脂）以及残留的化妆品至关重要。若这些物质留置过夜，它们将堵塞毛孔，对皮肤造成伤害。面部皮肤在夜间需要呼吸并恢复活力，若被污垢和油脂覆盖，这一过程将无法顺利进行。

晚间，第2步：使用抗衰老面霜进行护理

迄今为止，经过科学研究和临床验证的最有效的抗衰老护肤成分是类视黄醇。概括地说，类视黄醇分为处方强度（维A酸，又名Retin-A）和非处方强度（视黄醇）。研究表明，处方强度的类视黄醇可以紧致皮肤、改善细纹、淡化色素沉着、增厚皮肤深层，甚至逆转衰老。[169]虽然你必须凭处方或从医生处获得维A

酸，但也有许多含有视黄醇的非处方护肤品。

晚间，第3步：保湿（可选）

我们很多人都喜欢在晚上涂抹舒缓的保湿霜。我想这种习惯可以追溯到我们的母亲和祖母，她们在睡觉前会在脸上涂抹冷霜。如果你是干性皮肤，喜欢在晚上舒缓和保湿，那就请便吧。选择一款不会堵塞毛孔的保湿霜，最好还能含有一些抗衰老成分，如生长因子、肽类或抗氧化剂。

每周1~3次去角质

年轻时，我们的皮肤细胞每6~8周就会更新一次。随着年龄的增长，这个过程会逐渐减慢。我们的皮肤开始需要10周、12周甚至14周的时间来更新。这导致皮肤变得粗糙、起皱和暗淡无光。

定期进行去角质处理有助于加快皮肤的更新周期。通过移除表层的死皮细胞，去角质过程向更深层的皮肤细胞发送信号，促使它们加速更新。这不仅能让皮肤表面显得更加光滑、富有光泽，还能减少皱纹的形成。对于大多数正常肤质的人来说，建议每周在晚间进行2~3次去角质。然而，如果你的皮肤较为敏感，每周进行1次去角质可能更为适宜。

可以使用去角质磨砂膏进行机械性去角质，或者使用含有 α-羟基酸的家用面膜或剥脱产品进行化学去角质。

终极Younger for Life护肤程序

我的"2分钟年轻5岁"日常护肤程序广受欢迎，也是我众多病人和粉丝们最喜爱的护肤方式。然而，如果你真的打算认真进行抗衰老护理，并且希望尽可能地提升皮肤的自我更新能力，那么你可以采取更多措施，这需要更多的时间和经济投入。但如果你是一位对护肤充满热情的爱好者，渴望尽其所能保持皮肤的健康与年轻，那么这或许正是适合你的护肤程序。

此护肤程序包含"2分钟年轻5岁"日常护肤程序中所有内容的同时，增加了以下步骤，专为希望对皮肤进行悉心呵护的人设计。

每日安排

自体年轻化晨间护理

1. 清洁。

2. 使用爽肤水。

3. 使用抗氧化精华液进行保护，最好是同时含有维生素C和E的精华液，以产生协同效应。

4. 保湿（可选）。

5. 涂抹眼霜。选择滋润的眼霜，以保护敏感的眼睑皮肤。

6. 涂抹防晒霜。

自体年轻化晚间护理

1. 清洁。可以考虑双重清洁，先用含油的洁面乳卸妆，然后再用常用的洁面乳。

2. 使用爽肤水。

3. 使用视黄醇、生长因子和/或胜肽。如果你想在抗衰老面霜方面为你的皮肤做到最好,那么结合视黄醇与生长因子和/或肽的配方将是理想之选。通过这种方式,你能够从多个维度对抗衰老,实现一举多得的效果。此外,含有补骨脂酚的面霜或精华液也是值得考虑的另一个非常好的选择。

4. 保湿(可选)。

5. 涂抹美白霜(如果有斑点需要淡化,可选择涂抹)。

6. 涂抹眼霜,最好是含有低剂量视黄醇的眼霜,以增厚眼睑皮肤,因为随着年龄的增长,眼睑皮肤会变得越来越薄,出现皱纹。

每周1~3次去角质

敏感性皮肤每周1次,非敏感性皮肤每周2~3次。

请参阅附录2,了解我推荐的护肤品牌,以及附录3,了解我自己的YOUN Beauty产品系列。

第四部分

自体年轻化快速启动方案

第十五章

为期3周的自体年轻化快速启动方案

即便你已经将我详尽阐述的Younger for Life饮食方案、营养补充剂方案以及终极Younger for Life护肤程序中的众多理念付诸行动，我依然注意到，当人们采取更为有组织和有系统化的方法来改变生活方式时，成效会更加显著，进展也会更为迅速。这正是我创建3周自体年轻化快速启动方案的初衷。在短短3周内，我将指导你如何启动身体的改变，让你感受到更多的活力，看起来更健康、更年轻，甚至能够减去一些多余的体重。

本方案旨在通过补充胶原蛋白、摄入抗氧化剂中和自由基、食用抗炎和有益微生物支持的食物，以及实践间歇性断食和生酮饮食来促进细胞自噬——这一逆转衰老的关键细胞清洁过程，从而启动自然的年轻化过程。你将通过有针对性的营养补充剂来优化身体营养，并通过简易的护肤程序维护皮肤健康，使外貌焕发青春。

仅需3周，你便能感受到自己变得更加年轻，皮肤焕发活力。你将开始淡化老年斑，减去多余的体重，增加能量，甚至重启新陈代谢。对于那些希望在短时间内清除体内毒素，并体验显著的自体年轻化转变的人而言，这是一个绝佳的开始。

饮食构成了快速启动方案的核心。具体而言，在快速启动方案中，饮食分为两个阶段。第一阶段着重于通过食物补充胶原蛋白——这是快速启动方案的美食部分。第二阶段则聚焦于如何促进自噬，即清除老旧细胞及其成分，为新生细胞腾出空间——这是快速启动方案的断食部分。第二阶段包括了短暂的促进自噬饮食，期间会食用有助于促进和延长自噬的食物。

快速启动方案包括4个部分，包括每餐和小吃的食谱。

第一部分　饮食第一阶段：享受美食

第一阶段的优先事项是：

1. **逆转胶原蛋白降解**，防止皮肤变薄，重建胶原蛋白。

2. **中和自由基**，特别是引起组织损伤和破坏健康细胞的活性氧，以减少氧化应激。

3. **消除炎症**。炎症不仅会导致与衰老相关的慢性疾病，还会使皮肤出现斑点和红肿，并引发皮肤炎症。

4. **改善微生物群**（这是消化道中数万亿细菌和真菌的集合）。这些肠道菌群有许多有益作用，从健康的消化到情绪的调节，它们在免疫系统方面也起着关键作用。一个健康的肠道等于一个充满活力的健康身体和看起来更健康、更年轻的皮肤。这一阶段饮食的组成如下。

- **促进胶原蛋白的食物**
  - 对于非素食者：有机、草饲或放养（如果负担得起且可获得）的肉类和家禽肉（少量食用），野生捕捞的鱼类，以及富含胶原蛋白的骨汤。
  - 对于素食者：有机、非转基因（如果负担得起且可获得）的大豆制品，新鲜或发酵的，如豆腐、天贝和味噌。
  - 对所有人：坚果、种子和豆类。
  - 富含β-胡萝卜素的食物：β-胡萝卜素有助于支持胶原蛋白和糖胺聚糖的产生，这些物质可以改善皮肤保持水分的能力。橙色、黄色或深绿色的蔬菜和水果都含有β-胡萝卜素。
- **改善肠道菌群的食物**，如韩式泡菜、康普茶、开菲尔、酸菜、味噌、天贝和无糖酸奶。
- **抗氧化剂含量最丰富的食物**
  - 富含维生素C、类胡萝卜素和多酚的蔬菜和水果（尽可能选择有机的）。
  - 药草和香料是最具抗氧化性的食物之一。
  - 至少含有70%可可的黑巧克力，以获得最大量的抗氧化剂和最少的糖分摄入。
- 健康脂肪，特别是富含于高脂鱼、牡蛎、海藻和亚麻籽中的ω-3脂肪酸，以及像核桃、橄榄和杏仁中的单不饱和脂肪酸。

- 绿茶/抹茶，可能是所有含抗氧化剂饮料中最强大的。
- 如果你喝咖啡，那请适量饮用黑咖啡。咖啡富含抗氧化剂，与心脏病、痴呆、（某些）癌症、2型糖尿病和其他与衰老相关的疾病的风险降低有关。
- 如果你喝酒，请适量饮用红酒。少量红酒，比如每天一小杯，似乎对抗炎和抗衰老有好处，这可能是因为一种叫作白藜芦醇的多酚类物质。
- 确保饮用足量且清洁的水以保持充分的水分。

注意：这一阶段的饮食不含精制谷物（如任何用白面制成的食物）或糖。

第二部分　饮食第二阶段：断食

饮食的第二阶段促进了自噬作用。这不是一个一直要保持的状态，但是通过在第一阶段和第二阶段之间交替，可以创造出营养和清理之间的完美平衡。

在第二阶段，你将执行16:8间歇性断食，在夜间断食16小时，并将进食限制在8小时的窗口期内。例如，如果你在晚上8点结束晚餐，那么你应该在第二天中午之前不吃任何含有热量的食物。

你可以根据自己的情况来安排这个时间表。

此外，在这一进食窗口期，建议你采用促进自噬作用的自噬饮食。这与生酮饮食类似。

- **减少蛋白质摄入**。每天不超过25克。只在第二阶段这样做，因为你需要蛋白质来生产胶原蛋白。你摄入的蛋白质在理想情况下应该是来自草饲的、放养的或野生捕捞的动物肉，如果负担得起且易于获取的话。

- **增加脂肪摄入。**脂肪对自噬的影响有限，所以第二阶段的日子将成为你的高脂日。强调摄入健康的脂肪，相关的食物包括牛油果、橄榄油、酥油（纯净的黄油）、草饲黄油、坚果和种子、椰子油或MCT油，以及来自高脂鱼的ω-3脂肪酸。
- **食用更多富含多酚的食物。**多酚能促进自噬作用。其最佳来源包括黑豆、李子、樱桃和所有浆果，以及深绿色叶菜，如菠菜和羽衣甘蓝，还有抱子甘蓝、朝鲜蓟、红洋葱、灵芝、坚果、种子、姜、姜黄、黑咖啡、绿茶、伯爵红茶和红葡萄酒。

这两个阶段应避免如下食物。

- **所有精制谷物。**白面包、白米饭、白面条和速溶燕麦片等任何用白面粉或去掉麸皮和胚芽或经过其他加工的谷物。
- **含麸质的食物。**大幅限制或最好停止食用这些食物。如果你没有乳糜泻，也不必过于严格，不妨试一试，看看你是否感觉更好，皮肤是否有所改善。
- **所有浓缩甜味剂。**糖、蜂蜜、枫糖浆、浓缩果汁、龙舌兰糖浆等，尤其是含糖饮料（包括减肥汽水）、果汁、能量饮料和啤酒。最好避免饮用所有含酒精的饮料（红酒除外）。

- **乳制品。**除了可以少量食用发酵的酸奶和开菲尔，避免食用所有乳制品。或者选择植物基的版本，如杏仁或椰子酸奶。
- **所有精炼植物油和反式脂肪。**菜籽油、玉米油、大豆油、葵花籽油等，包括任何含有它们的加工食品。橄榄油和牛油果油没问题。
- **来自工业化饲养场的动物肉和养殖鱼类（非有机）。**在负担得起的情况下，选择有机/养殖/野生肉类和鱼类。我知道不是每个人都能负担得起额外的有机食品费用，所以如果做不到，也不要太紧张。尽量少吃，尤其是在断食日。
- **任何加工食品和快餐。**包装零食、腌肉，以及任何你能在快餐店买到的东西。
- **任何不是自己做的含盐食物**，请尽量减少盐分的摄入。
- **烧焦或烤焦的食物。**这些食物中的杂环胺会产生AGE，它具有促炎作用，会加速人体衰老。

第三部分　营养补充剂方案

当你无法通过食物摄取所需的所有营养时，营养补充剂可以为你的身体提供必要的支持。它们是延缓衰老的保障，有助于弥补营养摄入不足，以及补充那些在贫瘠土壤中生长的植物（食物）所缺失的营养素。在自体年轻化快速启动方案中，你需要每日服用如下营养补充剂。

- **蛋白粉**。每天在你的奶昔中加入1勺，最好选择豌豆蛋白粉。
- **水解胶原蛋白肽**。每天加1勺在你的奶昔中。
- **高质量的多种维生素**。理想情况下包含第四章概述的维生素。
- **鱼油**。按照生产商的说明每天服用。如果你是素食主义者或严格素食者，高质量的海藻油（ω-3脂肪酸的良好来源）可以作为替代品。
- **益生菌**。按照生产商的说明每天服用。
- **高质量的抗氧化剂混合物**。按照生产商的说明每天服用。理想情况下选择一种含有广泛抗氧化剂的产品，如白藜芦醇、姜黄素和槲皮素。

第四部分　日常护肤程序

在快速启动方案中，你将掌握第32页介绍的"2分钟年轻5岁"护肤程序。我建议你把它养成习惯，终身受益。

日程安排

在开始之前，建议根据推荐的食物清单或食谱（如果你愿意，可以完全遵循这些食谱）进行购物——这是简化饮食管理的一个有效方法。

你需要准备好所有必要的营养补充剂和护肤品。我还建议将你所做的一切和每天的感受书面记录下来,以便跟踪自己的变化。

我建议你拍摄前后的对比照片。在开始快速启动方案之前,先拍一张面部照片和一张全身照片,3周后再拍一次。确保在良好的自然光线下和一天中的同一时间拍摄,以保持照片的标准性。我想你会喜欢你所看到的!无论是在体形上还是在皮肤上,都会有明显的变化。但请记住,这只是通过生活方式干预,而不是通过拉皮手术实现的,所以请确保你对自体年轻化效果的期望是现实的。以下是你在这3周内要做的事情。

第1周

第1步:7天Younger for Life饮食方案

早餐

第1周,从第175页开始的早餐奶昔中选择一种。

- 桃子绿奶昔
- 蓝莓幸福早安奶昔

午餐

第1周,从第176页开始的午餐食谱中选择一种。

- 蔬菜煎蛋松饼
- 黑豆红薯辣味炖菜(可加入草饲碎牛肉)
- 味噌蔬菜浓汤(可加入烤鸡肉)
- 烤蔬菜通心粉(可加入烤鸡肉)
- 扁豆炖蔬菜

晚餐

第1周，从第183页开始的晚餐食谱中选择一种。

- 蔬菜炒糙米饭
- 草饲牛肉或天贝玉米饼
- 土豆面皮牧羊人派
- 烤三文鱼配红洋葱、土豆和香脆羽衣甘蓝
- 平底锅鸡肉配烤蔬菜和羽衣甘蓝

小食

第1周，你可以吃从第190页开始的一种零食，时间选择在早间或午间，这取决于你在两餐之间什么时候最容易感到饥饿。

- 姜黄牛奶奇亚籽布丁
- 肉桂蓝莓隔夜燕麦

甜点

第1周，你可以在午饭后或晚饭后吃从第192页开始的一种甜点。

- 橙香椰丝巧克力松露
- 混合浆果无麸质燕麦/杏仁面馅饼
- 无麸质柠檬蓝莓松饼

第2步：执行Younger for Life营养补充剂方案

- 水解胶原蛋白肽：每天1勺，加入奶昔中。
- 胶原蛋白强化复合维生素：按照生产商的说明服用。
- 鱼油或藻油：按照生产商的说明服用。

- 益生菌：按生产商的说明服用。
- 抗氧化补充剂混合物：按生产商的说明服用。

第3步：执行"2分钟年轻5岁"日常护肤程序

上午：

1. 使用适当的洁面乳进行清洁。
2. 涂抹维生素C抗氧化精华液进行抗氧化保护。
3. 涂抹优质的面部防晒霜。

夜间：

1. 使用与早上相同的洁面乳清洁。必要时使用油性洁面乳进行二次清洁，以卸除彩妆。
2. 涂抹视黄醇保湿霜护理。
3. 根据需要使用其他保湿霜，如肽类保湿霜。
4. 用化学去角质产品或物理去角质磨砂膏去除角质，每周两次。

可选项：美白霜，如果你有老年斑的话。

第2周

在本周，你每天的饮食都会有所不同，请按照以下时间表进行。

第1天：采用Younger for Life饮食方案（与第1周相同），但在晚上8点后停止进食。

第2天：中午之前不要进食。可以喝水、咖啡或茶（最好是绿茶），但不要加奶油或糖。中午过后，进行自噬饮食。你可以选择以下启动自噬的午餐和晚餐（参见第195页食谱）。

启动自噬的午餐和晚餐食谱：

- 奶油烤花椰菜汤
- 生菜或卷心菜叶包烤鱼卷
- 烤蔬菜配开心果酱（可选鱼）
- 三文鱼汉堡生菜包配味噌蛋黄酱、牛油果和酸菜
- 蓝莓烤杏仁沙拉配柠檬香醋汁

第3天：使用第1周的食谱，采用Younger for Life饮食方案，无须断食。

第4天：采用Younger for Life饮食方案，但在晚上8点后停止进食，并使用第1周的食谱。

第5天：中午之前不要进食。接下来的一天都进行自噬饮食，使用第2周第2天的食谱。

第6天：使用第1周的食谱，采用Younger for Life饮食方案。

第7天：使用第1周的食谱，采用Younger for Life饮食方案。

在所有日子里，都要执行Younger for Life营养补充剂方案和第1周的"2分钟年轻5岁"日常护肤程序。

第3周

完全重复第2周方案。

这是一个每年可重复执行2~3次的保养计划。事实上，有些人甚至愿意每个季度进行一次。

快速启动方案概述

第1周

	周日	周一	周二	周三	周四	周五	周六
早餐：	桃子绿奶昔 蓝莓幸福早安奶昔	桃子绿奶昔 蓝莓幸福早安奶昔	桃子绿奶昔 蓝莓幸福早安奶昔	桃子绿奶昔 蓝莓幸福早安奶昔	桃子绿奶昔 蓝莓幸福早安奶昔	桃子绿奶昔 蓝莓幸福早安奶昔	桃子绿奶昔 蓝莓幸福早安奶昔
午餐：	Younger for Life饮食方案	Younger for Life饮食方案	Younger for Life饮食方案	Younger for Life饮食方案	Younger for Life饮食方案	Younger for Life饮食方案	Younger for Life饮食方案
晚餐：	Younger for Life饮食方案	Younger for Life饮食方案	Younger for Life饮食方案	Younger for Life饮食方案	Younger for Life饮食方案	Younger for Life饮食方案	Younger for Life饮食方案

第2周到第3周

	周日	周一	周二	周三	周四	周五	周六
早餐	桃子绿奶昔 蓝莓幸福早安奶昔	断食——咖啡、茶、水都可以	桃子绿奶昔 蓝莓幸福早安奶昔	桃子绿奶昔 蓝莓幸福早安奶昔	断食——咖啡、茶、水都可以	桃子绿奶昔 蓝莓幸福早安奶昔	桃子绿奶昔 蓝莓幸福早安奶昔
午餐	Younger for Life饮食方案	自助饮食	Younger for Life饮食方案	Younger for Life饮食方案	自助饮食	Younger for Life饮食方案	Younger for Life饮食方案
晚餐	Younger for Life饮食方案，晚上8点后不再进食	自助饮食	Younger for Life饮食方案	Younger for Life饮食方案，晚上8点后不再进食	自助饮食	Younger for Life饮食方案	Younger for Life饮食方案

* 在所有日子里，执行Younger for Life营养补充剂方案和"2分钟年轻5岁"日常护肤程序。

第十六章

启动食谱

在快速启动方案中,你可以吃 Younger for Life 饮食方案食物清单中的任何食物,但为了最大限度地提高效率,请遵循这些食谱。有了这样的美食陪伴,你就不会感到饮食选择匮乏了。

本章包含第一阶段的早餐、午餐、晚餐、小食和甜点,这些食谱将最大限度地发挥 Younger for Life 饮食方案的所有益处,如抗氧化、抗炎和提供全面营养。之后,你将找到第二阶段午餐和晚餐可使用的自噬饮食食谱,在此期间,你还将实行间歇性断食,以促进自噬。

第一阶段：早餐奶昔

桃子绿奶昔
1 人份

材料：

1 勺 YOUN Beauty 全效美容蛋白粉（或你喜欢的蛋白粉）

1 勺 YOUN Beauty 胶原蛋白补充剂（或你喜欢的水解胶原蛋白或胶原蛋白肽）

12 盎司（约 360 毫升，1 盎司 ≈ 30 毫升）无糖椰奶（或杏仁奶）

¾ 杯（约 180 毫升，1 杯 ≈ 240 毫升）冷冻桃子

1 把切碎的菠菜

2 茶匙（约 10 毫升，1 茶匙 ≈ 5 毫升）杏仁黄油

准备工作：

将所有材料放入搅拌机，搅拌至顺滑。如果太稠，可加入适量冷水或冰块。

蓝莓幸福早安奶昔
1 人份

材料：

1 勺 YOUN Beauty 全效美容蛋白粉（或你喜欢的蛋白粉）

1 勺 YOUN Beauty 胶原蛋白补充剂（或你喜欢的水解胶原蛋白或胶原蛋白肽）

12 盎司（约 360 毫升）无糖椰奶（或杏仁奶）

¾ 杯（约 180 毫升）冷冻蓝莓

2 茶匙（约 10 毫升）杏仁黄油

1 把切碎的羽衣甘蓝、芥蓝或菠菜

准备工作：

将所有材料放入搅拌机，搅拌至顺滑。如果太稠，可加入适量冷水或冰块。

第一阶段：午餐

蔬菜煎蛋松饼
可做6个松饼

材料：

1杯（约240毫升）切碎的西蓝花

半杯（约120毫升）切碎的红辣椒

半个小红洋葱，切碎

1汤匙（约15毫升）草饲黄油、橄榄油或牛油果油

适量盐和胡椒粉

5个鸡蛋

2汤匙（约30毫升）水

半茶匙（约2.5毫升）盐

准备工作：

1. 烤箱预热至约180℃。在6个松饼盒上涂少许油。

2. 中火加热一个大平底锅。倒油。加入红洋葱炒至变软、呈半透明。加入切碎的红辣椒和西蓝花，不断搅拌，3~5分钟后或它们开始变软后，用适量盐和胡椒粉调味。

3. 将蔬菜平均分配到6个涂过油的松饼盒中，然后放在一边。

4. 将5个鸡蛋、半茶匙盐和2汤匙水搅拌均匀后，倒在蔬菜上（每个松饼盒平均分配）。

5. 烤20～25分钟，直至烤熟，中间开始变黄。冷却几分钟，从松饼盘中取出，温热食用。

黑豆红薯辣味炖菜（可加入草饲碎牛肉）
2或3人份

材料：

1汤匙（约15毫升）牛油果油或橄榄油

半个小红洋葱，切碎

半茶匙（约2.5毫升）大蒜粉

半茶匙红辣椒粉

半汤匙（约7.5毫升）干辣椒粉

半茶匙干牛至

半茶匙磨碎的孜然

¼茶匙（约1.25毫升）海盐

¼磅（约0.1千克，1磅≈0.45千克）草饲牛肉末（可选）

半个中等大小的红薯，去皮并切成小块

1罐16盎司（约448克，1盎司≈28克）黑豆，沥干并冲洗

1罐16盎司切碎的番茄

1½杯（约360毫升）蔬菜或鸡肉高汤

半茶匙海盐

2～3杯（480～720毫升）切碎的羽衣甘蓝或类似菠菜的绿叶蔬菜

半个中等大小的青柠，榨汁

适量新鲜香菜、牛油果，切碎

半个青柠（可选）

准备工作：

1. 在中号锅中用中火加热油。

2. 加入红洋葱炒至变软、呈半透明，约3分钟。

3. 加入大蒜粉、红辣椒粉、干辣椒粉、干牛至、孜然和¼茶匙海盐，搅拌均匀。如果加入牛肉末，搅拌均匀后煮3~5分钟直至肉变色。

4. 加入红薯，搅拌均匀，再煮1分钟左右。加入黑豆、番茄、高汤和半茶匙海盐。

5. 煮沸后转小火慢炖15~20分钟，直至红薯变软。

6. 在混合物中加入羽衣甘蓝，搅拌均匀，再焖2~3分钟，直至羽衣甘蓝变软。离火，加入青柠汁。最后撒上香菜碎和牛油果，如果需要，还可以挤点青柠汁。

味噌蔬菜浓汤（可加入烤鸡肉）

2或3人份

材料：

1汤匙（约15毫升）橄榄油或牛油果油

半个黄洋葱，切成半月形

1个大胡萝卜，去皮，切成火柴棍状

5~10个香菇，切片（或任何其他蘑菇切片）

3杯（约720毫升）切碎的羽衣甘蓝

4杯（约960毫升）鸡肉或蔬菜高汤

2汤匙（约30毫升）味噌（鹰嘴豆味噌或白味噌）

适量胡椒粉和盐

少量葱，切片（可选）

准备工作：

1. 在大汤锅中加入橄榄油，中火加热。

2. 加入黄洋葱和少许盐，搅拌均匀，用中火煮10~15分钟，偶尔搅拌一下。

3. 加入胡萝卜和蘑菇，再翻炒5分钟。

4. 倒入高汤，炖煮10分钟。关火，加入羽衣甘蓝。加盖闷3分钟。

5. 从锅中盛出半杯高汤，与味噌一起放入碗中。用搅拌器将其充分混合成光滑液体，然后将其加入锅中搅拌。

6. 上桌时撒葱片，并根据个人口味添加盐和胡椒粉。

*如果使用低钠或无盐的高汤，可根据个人口味多加一两茶匙味噌或海盐。

烤鸡肉

用于制作味噌蔬菜浓汤，或供1人佐餐使用。

材料：

1块中等大小的带骨鸡胸肉
适量海盐和胡椒粉

准备工作：

1. 烤箱预热至180℃。

2. 将鸡胸肉放入玻璃烤盘中，撒上适量海盐和胡椒粉。放入烤箱烘烤1小时。

3. 取出后稍待冷却，再将肉从骨头上取下。切成一口大小的块,加入浓汤中。

烤蔬菜通心粉(可加入烤鸡肉)
2或3人份

材料:

半个红洋葱,切成半月形

1中等大小的胡萝卜,切成薄片

2杯(约480毫升)切碎的花椰菜

10个樱桃番茄

1中等大小的西葫芦,切成四瓣

10~15个卡拉马塔橄榄,去核,纵向切成两半

4汤匙(约60毫升)橄榄油(每盘2汤匙)

2茶匙(约10毫升)干百里香(每盘1茶匙)

1茶匙(约5毫升)海盐(每盘半茶匙)

2~3杯(480~720毫升)无麸质通心粉

辅料:

3汤匙(约45毫升)橄榄油

1汤匙(约15毫升)红酒醋

1汤匙香醋

1个蒜瓣,切碎

半茶匙(约2.5毫升)已准备好的第戎芥末

1茶匙酱油

半茶匙枫糖浆

¼茶匙(约1.25毫升)盐

适量胡椒粉

¼杯(约60毫升)切碎的新鲜罗勒叶(如果有的话)

准备工作：

1. 将烤箱预热至200℃，在两个烤盘上铺上烘焙纸。

2. 将胡萝卜、花椰菜和红洋葱放在一个烤盘上。淋2汤匙橄榄油、1茶匙干百里香和半茶匙海盐。

3. 在另一个烤盘上放樱桃番茄、西葫芦和卡拉马塔橄榄。淋2汤匙橄榄油、1茶匙干百里香和半茶匙盐。

4. 将胡萝卜/花椰菜/红洋葱盘放入烤箱烤15分钟，然后再将樱桃番茄/西葫芦/卡拉马塔橄榄盘放入烤箱一起烤30分钟。

5. 烤蔬菜的同时，按照说明烹煮通心粉，沥干后放在一边。

6. 在一个大碗中混合调料并搅拌成调味汁，待用。

7. 蔬菜熟后，从烤箱中取出，冷却2~3分钟，然后将所有蔬菜放入大碗中，搅拌均匀。

8. 将通心粉倒入蔬菜碗中，搅拌均匀。

9. 如果需要，可在上面添加烤鸡肉。（做法参见第179页。）

*这道菜最好在烹饪后立即温热食用。

扁豆炖蔬菜
3或4人份

材料：

2汤匙（约30毫升）牛油果油

半个中等大小的黄洋葱，切碎

2瓣大蒜，切碎

¼茶匙（约1.25毫升）海盐

2根芹菜，切成小块

3根胡萝卜，去皮并切成小块

2杯（约480毫升）切成小块的红土豆

6杯（约1440毫升）鸡肉或蔬菜高汤

1汤匙（约15毫升）切碎的新鲜迷迭香或2茶匙（约10毫升）干迷迭香

1杯（约240毫升）法国绿扁豆，冲洗干净并沥干

2杯切碎的绿叶蔬菜（羽衣甘蓝、牛皮菜、菠菜）

1汤匙红酒醋

适量盐和胡椒粉

准备工作：

1. 用中火加热大汤锅，加入牛油果油。

2. 锅热后，加入黄洋葱，炒至变软、呈半透明，然后加入大蒜，搅拌均匀。烹饪3～5分钟，经常搅拌以确保大蒜不会变色。

3. 在锅中加入芹菜、胡萝卜、红土豆、迷迭香和海盐，搅拌均匀，继续烹饪5～7分钟。

4. 加入高汤和冲洗干净的绿扁豆。煮沸后，将火力调低至小火，不盖锅盖煮50～60分钟，直到绿扁豆变软。

5. 关火，加入红酒醋和切碎的绿叶蔬菜，搅拌均匀。盖上锅盖，静置3～4分钟，让蔬菜变软。

6. 根据个人口味加入盐和胡椒粉调味。与糙米饭、藜麦或花椰菜饭一起食用。

第一阶段：晚餐

蔬菜炒糙米饭
2 或 3 人份

材料：

1 杯（约 240 毫升）煮熟的糙米饭

1 个鸡蛋，打散

1 汤匙（约 15 毫升）牛油果油

半个中等大小的黄洋葱，切碎

1 茶匙（约 5 毫升）切碎的大蒜

2 杯（约 480 毫升）切碎的蘑菇

适量盐

1 根小胡萝卜，切成小块

1 杯切碎的西蓝花

1 茶匙（约 5 毫升）磨碎的新鲜生姜

3 汤匙（约 45 毫升）芝麻酱

适量葱花、香菜、香油（可选）

1 杯切碎的煮熟鸡肉或天贝（可选）

准备工作：

1. 在大平底锅（最好是不粘锅）中加入牛油果油，中火加热。

2. 加入打散的鸡蛋炒熟，打成小块，然后放在碗中备用，洗干净平底锅。

3. 在平底锅中再加少许油和黄洋葱，把黄洋葱炒软、呈半透明。

4. 加入大蒜、蘑菇和少许盐，搅拌均匀。烹饪 3~5 分钟，直到蘑菇变软。

5. 加入胡萝卜和西蓝花，烹饪至软烂。

6. 将蔬菜推到一边，然后将冷的糙米饭放入锅中，再加少许油。

7. 在糙米饭上加入生姜和芝麻酱，然后将锅中所有的食材搅拌混合在一起。

8. 将火调至中高，翻炒，直到糙米饭开始有点变色，然后加入鸡蛋，再搅拌1分钟。

9. 此时，你可以加入已煮熟的鸡肉或天贝，搅拌几分钟，直至完全加热。

10. 关火后，撒上葱花或香菜即可食用。如果需要，还可以淋上一点香油，以增加风味。

草饲牛肉或天贝玉米饼

2 或 3 人份

材料：

½~¾磅（0.2~0.3千克）绞碎牛肉或8盎司（约224克）天贝

如果使用天贝，需要1汤匙（约15毫升）牛油果油

2茶匙（约10毫升）干辣椒粉

半茶匙（约2.5毫升）盐

半茶匙大蒜粉

半茶匙孜然

半茶匙牛至

1茶匙（约5毫升）洋葱粉

少量胡椒粉

半杯（120毫升）水或高汤混合1汤匙番茄酱

半个青柠，榨汁

适量香菜，切碎

准备工作：

1. 用中高火加热大平底锅。如果使用天贝，先倒油。

2. 将牛肉或天贝放入平底锅中，加盐，烹饪至变色，约10分钟。沥干锅中多余的油脂，然后放回火上，将火调至中火。加入所有调料，搅拌均匀。

3. 加入混合了番茄酱的水或高汤，煮5~7分钟，直至液体被吸收。加入青柠汁，搅拌均匀。

4. 装在无麸质玉米饼上，撒香菜。

土豆面皮牧羊人派
2或3人份

材料：

1½磅（约0.7千克）黄土豆，切成块

2汤匙（约30毫升）草饲黄油、酥油或橄榄油

半茶匙（约2.5毫升）海盐

少许胡椒粉

1汤匙（约15毫升）草饲黄油、酥油或橄榄油

半个黄洋葱，切碎

1杯（约240毫升）略切碎的奶油蘑菇

1½个中等大小的胡萝卜，切丁

1½杯（约360毫升）切碎的羽衣甘蓝

2茶匙（约10毫升）草饲黄油、酥油或橄榄油

¾磅（约0.3千克）火鸡肉末

1茶匙（约5毫升）压碎的干迷迭香或

2茶匙（约10毫升）切碎的新鲜迷迭香

2汤匙（约30毫升）番茄酱

2汤匙酱油

1汤匙（约10毫升）红酒醋

适量盐和胡椒粉

准备工作：

1. 制作面皮时，将土豆放入盛水的大锅中，煮15～20分钟，直至土豆可以轻松用刀插入。

2. 滤水，让土豆稍稍冷却，如果需要可去皮，然后用2汤匙黄油、半茶匙海盐和少许胡椒粉（或根据个人口味）捣碎。

3. 烤箱预热至260℃。

4. 在中号平底煎锅中加入1汤匙黄油，用中高火把黄洋葱和奶油蘑菇炒至变软。

5. 加入胡萝卜、少许迷迭香和盐，继续翻炒5～7分钟。加入羽衣甘蓝，烹饪至变软。关火，搁置一旁。

6. 在另一个大平底锅中加热2茶匙黄油，加入少许盐将火鸡肉末煎成褐色。如果有肉汁，将其滤出。

7. 肉熟后加入迷迭香、番茄酱、酱油和红酒醋。煮几分钟，根据个人口味加入盐和胡椒粉。你可以根据自己的喜好添加更多迷迭香、酱油或红酒醋。

8. 将蔬菜混合物加入火鸡肉末中，搅拌均匀。

9. 将混合物倒入玻璃烤盘中。

10. 将土豆泥面皮均匀铺在混合物上，在上面形成薄薄的一层，放入烤箱烤35～40分钟。

烤三文鱼配红洋葱、土豆和香脆羽衣甘蓝
2或3人份

材料：

¾磅（约0.3千克）去皮三文鱼

¼茶匙（约1.25毫升）海盐

少量胡椒粉

半茶匙烟熏红辣椒粉

¼茶匙大蒜粉

4个小的黄或白土豆，煮15～20分钟或直到叉子能轻易插入，冷却后切成薄片（约1厘米厚度）

3杯（约720毫升）去梗切碎的羽衣甘蓝

半个小红洋葱，切成半月形

¼杯（约60毫升）草饲黄油、牛油果油或橄榄油

适量盐和胡椒粉

半个柠檬

准备工作：

1. 将烤箱预热至200℃。在一个玻璃烤盘上抹少许黄油。

2. 将三文鱼洗净拍干，放入涂过油的烤盘中。在三文鱼上加海盐、胡椒粉、红辣椒粉和大蒜粉。

3. 将切成薄片的土豆盖在三文鱼上。在土豆上放上羽衣甘

蓝，然后放上红洋葱。

4. 在鱼、土豆和红洋葱上浇上油，然后撒盐和胡椒粉。

5. 放入烤箱烤35分钟。上桌时，可根据个人需要加盐或胡椒粉调味，再挤上柠檬汁。

*你可以在制作此菜谱的前一天或当天早些时候煮熟并冷却土豆。

平底锅鸡肉配烤蔬菜和羽衣甘蓝
2或3人份

材料：

2个中等大小的红土豆，切块

2个中等大小的胡萝卜，切片

半个黄洋葱，切成半月形

2茶匙（约10毫升）切碎的大蒜

2汤匙（约30毫升）牛油果油或橄榄油

1茶匙（约5毫升）海盐

少量胡椒粉

1茶匙干百里香

3~4块鸡胸肉（中等大小）

1汤匙（约15毫升）牛油果油或橄榄油

半茶匙（约2.5毫升）百里香

¼茶匙（约1.25毫升）大蒜粉

适量海盐（撒在鸡肉上）

4杯（约960毫升）切碎的羽衣甘蓝

1汤匙橄榄油

适量海盐

柠檬汁（可选）

适量切碎的新鲜香菜（可选）

准备工作：

1. 将烤箱预热至220℃，在烤盘上涂抹适量的油。

2. 在一个大碗中，加入红土豆、胡萝卜、黄洋葱、大蒜、2汤匙油和海盐、胡椒粉、千百里香，搅拌均匀。

3. 将蔬菜混合物平铺在烤盘上。

4. 将鸡肉放在蔬菜混合物上。淋1汤匙油，撒上百里香、大蒜粉，再撒上海盐。

5. 放入烤箱烤40~45分钟，直至鸡肉内部温度达到76~80℃。

6. 从烤箱中取出鸡肉和蔬菜，倒入平底锅推到锅的一边，再将羽衣甘蓝放入平底锅的另一边，淋1汤匙油，撒上海盐。

7. 再把平底锅放入烤箱烤5分钟直至羽衣甘蓝变软，从烤箱中取出平底锅。

8. 将鸡肉移到平底锅一边，搅拌蔬菜和羽衣甘蓝，使其充分混合。

9. 在蔬菜和鸡肉上淋上柠檬汁，撒上香菜（均可选）。

第一阶段：小食

姜黄牛奶奇亚籽布丁
2 或 3 人份

材料：

1¾ 杯（约 420 毫升）无糖椰奶

¼ 茶匙（约 1.25 毫升）海盐

¼ 茶匙香草精

¼ 茶匙肉桂粉

半茶匙（约 2.5 毫升）姜黄粉

半茶匙磨碎的新鲜生姜

少许胡椒粉

2 茶匙蜂蜜（根据口味可适量增加）

⅓ 杯（约 80 毫升）奇亚籽

可选配料：

烤椰子片、蓝莓、草莓或覆盆子

准备工作：

1. 将椰奶、海盐、香草精、肉桂粉、姜黄粉、新鲜生姜、胡椒粉和蜂蜜放入搅拌机中搅拌，直至混合均匀。

2. 将混合物倒入一个中等大小的碗中，加入奇亚籽。充分搅拌，直到奇亚籽融入其中。

3. 在室温下放置 45~60 分钟，中途搅拌一次。

4. 吃前再次搅拌。既可以原汁原味地食用，也可以选择配料食用。

*在冰箱中可保存 4 天。

肉桂蓝莓隔夜燕麦
2 或 3 人份

材料：

1½ 杯（约 360 毫升）有机燕麦片

2½~3 杯（600~720 毫升）椰奶或杏仁奶

半茶匙（约 2.5 毫升）肉桂粉

¼ 茶匙（约 1.25 毫升）香草精

2 汤匙（约 30 毫升）枫糖浆

一小撮盐

¼~½ 杯（60~120 毫升）新鲜有机蓝莓

准备工作：

1. 将椰奶、肉桂粉、香草精、枫糖浆和盐搅拌均匀。

2. 将燕麦片放入玻璃瓶中。

3. 将椰奶混合物倒入玻璃瓶中，没过燕麦，搅拌均匀。

4. 盖上盖子，放入冰箱冷藏 4 小时或过夜。

5. 准备食用时，从冰箱里取出并再次搅拌。在上面放上新鲜蓝莓即可食用。如果有时间，也可以在食用前加热。

第一阶段：甜点

橙香椰蓉巧克力松露
可制作 6~8 块

材料：

¼ 杯（约 60 毫升）椰蓉，另外准备半杯（约 120 毫升），分开放置

半杯加1汤匙（约135毫升）椰子油

3汤匙（约45毫升）枫糖浆

¼茶匙（约1.25毫升）香草精

¼茶匙海盐

2茶匙（约10毫升）橙皮屑

半杯可可粉或无糖可可粉

准备工作：

1. 将¼杯椰蓉、椰子油、枫糖浆、香草精、海盐和橙皮屑放入搅拌机，搅拌至完全混合。

2. 加入可可粉，直至完全混合。

3. 在一个中等大小的盘子里撒上半杯椰蓉。

4. 用汤匙舀出混合物，搓成球状。

5. 将搓好的球放入椰蓉盘中滚动，直至裹满椰蓉。

6. 将巧克力松露放入冰箱冷藏1小时后即可食用。

*在冰箱中最多存放1周。

混合浆果无麸质燕麦/杏仁面馅饼
4人份

馅料：

2杯（约480毫升）蓝莓

4杯（约960毫升）切片草莓

1汤匙（约15毫升）葛粉，用2汤匙（约30毫升）水化开

2汤匙椰糖

一小撮海盐

配料：

1杯（约240毫升）无麸质燕麦片

半杯（约120毫升）杏仁粉

2汤匙（约30毫升）奇亚籽

半杯细碎椰丝

⅟₄杯（约60毫升）椰糖

1茶匙（约5毫升）肉桂

一小撮海盐

⅓杯（约80毫升）椰子油

⅟₄杯（约60毫升）枫糖浆

准备工作：

1. 烤箱预热至180℃。

2. 将蓝莓和草莓放入一个大碗中，加入溶解的葛粉、椰糖和海盐，搅拌均匀。

3. 将混合物倒入玻璃烤盘中。

4. 在另一个大碗中加入燕麦片、杏仁粉、奇亚籽、椰丝、椰糖、肉桂和海盐，混合均匀。

5. 在燕麦片混合物中加入椰子油和枫糖浆，搅拌均匀。

6. 将浇头淋在混合浆果上，均匀铺开。

7. 放入烤箱烤45分钟。

8. 在食用前冷却15~20分钟，或完全冷却后食用。

无麸质柠檬蓝莓松饼
可做 6 个松饼

材料：

1¼ 杯（约 300 毫升）去皮杏仁粉

¼ 杯（约 60 毫升）木薯粉

半茶匙（约 2.5 毫升）小苏打

¼ 茶匙（约 1.25 毫升）海盐

1 个鸡蛋

⅓ 杯（约 80 毫升）枫糖浆

1 汤匙（约 15 毫升）椰子油

1 汤匙柠檬汁

半茶匙（约 2.5 毫升）柠檬皮屑

半茶匙香草精

半杯（约 120 毫升）新鲜或冷冻蓝莓

准备工作：

1. 将烤箱预热至 180℃，在 6 个松饼模具里铺上烘焙衬纸。

2. 在一个大碗中，混合杏仁粉、木薯粉、小苏打和海盐。

3. 另取一个中号碗，加入鸡蛋、枫糖浆、椰子油、柠檬汁、柠檬皮屑和香草精，搅拌均匀。

4. 将湿料加入干料中，搅拌均匀。加入蓝莓。

5. 将混合面糊舀入松饼模具中（应足够做 6 个松饼）。

6. 放入烤箱烤 35 分钟，直至表面触感坚硬。从烤箱中取出松饼，放在冷却架上冷却。最好在完全冷却后食用。

第二阶段：快速启动自噬食谱

奶油烤花椰菜汤
2或3人份

材料：

4杯（约960毫升）切碎的花椰菜

2汤匙（约30毫升）牛油果油或橄榄油，另备1汤匙牛油果油或橄榄油

1茶匙（约5毫升）大蒜粉

半茶匙（约2.5毫升）海盐

半个中等大小的黄洋葱，切碎

3杯鸡肉或蔬菜高汤

2汤匙（约30毫升）柠檬汁

少许胡椒粉

适量切碎的扁叶欧芹（可选）

准备工作：

1. 烤箱预热至220℃。

2. 在烤盘上铺上烘焙纸，放在一边。

3. 将花椰菜放入一个大碗中。在花椰菜中加入2汤匙油、大蒜粉和海盐，搅拌均匀。

4. 将花椰菜均匀地铺在烤盘上，放入烤箱烤25分钟，直至开始变黄。

5. 在烤花椰菜的同时，用中火加热汤锅，并加入1汤匙牛油果油或橄榄油。

6. 放入黄洋葱搅拌，10~15分钟后，当黄洋葱颜色变成褐

色并散发出甜味时,关火。

7. 花椰菜烤好后,从烤箱中取出,与高汤一起放入汤锅中。煮沸后转小火,盖上锅盖,炖15分钟。

8. 15分钟后,汤锅离火,冷却5~10分钟。分批将汤料倒入搅拌机中,搅拌至顺滑,最后将搅拌好的汤料重新倒入锅中,加入柠檬汁、胡椒粉调味。

9. 如果需要,可稍稍加热后温热食用,撒上切碎的欧芹叶。

生菜或卷心菜叶包烤鱼卷
2或3人份

材料:

½磅(约0.2千克)鳕鱼片,切成3~5厘米的条

2茶匙(约10毫升)牛油果油

¼茶匙(约1.25毫升)干辣椒粉

¼茶匙海盐

适量胡椒粉

¼茶匙大蒜粉

¼茶匙牛至

准备工作:

1. 烤箱预热至190℃。

2. 在烤盘上铺上烘焙纸。

3. 在一个小碗中加入鳕鱼条、牛油果油、干辣椒粉、海盐、胡椒粉、大蒜粉和牛至,搅拌均匀,确保所有鳕鱼条都均匀裹上料。

4. 将裹上料的鳕鱼条放在烤盘上，留出空隙，烤 20~25 分钟。

5. 将烤好的鳕鱼条放在生菜叶或卷心菜叶里，抹上牛油果酱（见下面的食谱），撒上切碎的番茄、红洋葱丁等你可能喜欢的任何其他配料。

牛油果酱

材料：

1个中等大小的牛油果

半个柠檬，榨汁

1汤匙（约15毫升）切碎的红洋葱

半个小罗马番茄，去籽并切碎

¼茶匙（约1.25毫升）海盐

¼茶匙大蒜粉

1~2汤匙（15~30毫升）香菜碎（可选）

准备工作：

1. 去掉牛油果的果核，将果肉舀入一个中等大小的碗中。倒入柠檬汁，将牛油果捣碎，直至混合均匀。

2. 加入红洋葱、罗马番茄、海盐、大蒜粉和香菜，搅拌均匀。

烤蔬菜配开心果酱（可选鱼）
2人份

材料：

¼个中等大小的红洋葱，切成半月形

2杯（约240毫升）切成小朵的花椰菜

2杯切成小朵的西蓝花

¼~½个中等大小的红甜椒，切成细条

½~¾磅（0.2~0.3千克）三文鱼片或鳕鱼片（可选）

调料：

¾茶匙（约3.75毫升）海盐

半茶匙（约2.5毫升）大蒜粉

少量胡椒粉

4汤匙（约60毫升）橄榄油

1茶匙（约5毫升）第戎芥末

1汤匙（约15毫升）苹果醋

开心果酱配料：

半杯（约120毫升）去壳的生开心果

半杯切碎的罗勒叶

半杯切碎的欧芹叶

¼杯（约60毫升）橄榄油

¼个柠檬，榨汁

半茶匙（约2.5毫升）海盐

准备工作：

1. 将烤箱预热至200℃，在大烤盘上铺上烘焙纸。

2. 将红洋葱、花椰菜、西蓝花和红甜椒放入一个中等大小的碗中。

3. 另取一个小碗，加入所有调料，用搅拌器搅拌均匀。

4. 在蔬菜碗中加入搅拌均匀的调料，拌好后将蔬菜均匀地铺在烤盘上。如果要加鱼，可将鱼和蔬菜一起放在烤盘上。

5. 在烤箱中烤30～35分钟。

6. 烤蔬菜时，将开心果酱配料搅拌至糊状。

7. 从烤箱中取出蔬菜，冷却2～3分钟，淋上适量的开心果酱。

三文鱼汉堡生菜包配味噌蛋黄酱、牛油果和酸菜
4或5人份

材料：

1磅（约0.5千克）去皮去骨三文鱼

¼杯（约60毫升）切碎的红洋葱

1茶匙（约5毫升）柠檬皮屑

¼杯（约60毫升）切碎的香菜

¾茶匙（约3.75毫升）海盐

1茶匙第戎芥末

1个鸡蛋

2汤匙（约30毫升）牛油果油

准备工作：

1. 将三文鱼切成大块备用。

2. 将红洋葱、柠檬皮屑、香菜和海盐放入搅拌机搅拌。

3. 加入三文鱼、芥末和鸡蛋，搅拌直至完全混合。

4. 用中火加热不粘锅，加入牛油果油。

5. 油热后，舀¼杯三文鱼混合物放入不粘锅中，然后压成饼状。

6. 每面煎3～4分钟，开始变色后翻面，再煎几分钟直至变色。

7. 用生菜叶包上味噌酱蛋黄酱（见下面的食谱）、牛油果、

酸菜和其他喜欢的配料。

味噌蛋黄酱

材料：

1杯（约240毫升）浸泡4小时的腰果

1汤匙（约15毫升）温和的白味噌

半茶匙（约2.5毫升）大蒜粉

半个或1个柠檬，榨汁（根据个人口味）

¼茶匙（约1.25毫升）海盐

¼杯（约60毫升）水

准备工作：

将所有材料加入搅拌机中搅拌至顺滑。必要时加入少量水，使酱的质感更顺滑。根据个人口味可以多调点盐或柠檬汁。

蓝莓烤杏仁沙拉配柠檬油醋汁
4人份

柠檬油醋汁配料：

半杯（约120毫升）橄榄油或牛油果油

3汤匙（约45毫升）香醋

2汤匙（约30毫升）柠檬汁

1汤匙（约15毫升）柠檬皮屑

1茶匙（约5毫升）意大利香料混合物

半茶匙（约2.5毫升）洋葱粉

半茶匙海盐

1瓣大蒜，切碎

半茶匙第戎芥末

准备工作：

将所有配料搅拌均匀，直至顺滑。

烤杏仁配料：

2杯（约480毫升）杏仁

1汤匙（约15毫升）牛油果油

1茶匙（约5毫升）海盐

半茶匙（约2.5毫升）大蒜粉

半茶匙洋葱粉

准备工作：

1. 烤箱预热至180℃。

2. 在烤盘上铺上烘焙纸，将杏仁铺在烤盘上。

3. 在杏仁上撒油、海盐、大蒜粉和洋葱粉，搅拌均匀。再将杏仁均匀地铺开。

4. 在烤箱中烤20分钟。取出后冷却。

沙拉配料：

1棵罗马生菜，切碎

2杯（约480毫升）有机蓝莓

1汤匙（约15毫升）切碎的皱叶欧芹（可选）

1捆小红萝卜，切薄片（可选）

准备工作：

1. 将生菜、蓝莓、烤杏仁、欧芹、红萝卜放入碗中。

2. 在沙拉上淋上适量的柠檬油醋汁，然后翻拌均匀。

第五部分

自体年轻化的生活方式

第十七章

通过改善睡眠恢复活力

如果你的饮食、营养补充剂和护肤步骤做到位，那么你会注意到，无论是感觉还是外观都发生了一些非常深刻的变化。但是，你能做的还有很多！如果你真的想延缓衰老，那么下一个优先事项就是保证睡眠。

随着我们年龄的增长，睡眠变得极为重要。加州大学伯克利分校的神经科学与心理学教授马修·沃克（Matthew Walker）博士说："几乎每一种在晚年夺走我们生命的疾病都与缺乏睡眠有因果关系。""我们在延长寿命方面做得很好，但在延长健康寿命方面做得不好。我们现在将睡眠以及改善睡眠视为帮助解决这一问题的新途径。"[170]并非只有沃克博士认为睡眠是一个普遍问题。《消费者报告》(Consumer Reports)的一项调查发现，有1.64亿美国人每周至少一次受睡眠问题困扰——这占了美国人口的68%。[171]

我们每年花费数十亿美元在睡眠治疗上，然而我们仍然难以入睡。许多美国人正在使用像安必恩（Ambien）和苯二氮䓬类药物（benzodiazepines）这样的处方药助眠。

问题是，你通过安必恩得到的睡眠与自然睡眠不同。但睡眠对于逆转衰老至关重要。[172]一项发表在《临床与实验皮肤病学》（*Clinical and Experimental Dermatology*）上的研究表明，每晚睡眠7~9小时的人比每晚睡眠少于5小时的人皮肤更好，并且看起来更年轻。[173]

那么，如何获得更多以及更高质量的睡眠呢？

调节昼夜节律

昼夜节律是由一系列生化反应控制的人体内部节律，例如早晨释放皮质醇以助于唤醒，夜晚释放褪黑素以促进睡眠。影响昼夜节律的因素众多，包括饮食时间、接触自然光或人造光的时间、接触黑暗的时间以及睡眠时间的规律性或不规律性。

你可以通过建立一个固定的睡眠时间表来调节昼夜节律。如果你总是选择在大致相同的时间上床睡觉和起床，你的身体将逐渐适应这一模式，并开始调整你的生物化学过程以匹配这一规律。这将有助于你在适当的时间感到困倦，在适当的时间醒来，并确保你获得充足的睡眠时间。

例如，你决定每晚11点熄灯，早上7点闹钟响起。起初，这可能需要一个适应期。如果你习惯于晚睡，在身体适应新规律之前，你可能发现难以在晚上11点入睡。但请坚持下去，因为你的身体具有适应性，它会理解你的意图。随着昼夜节律的调整，你的睡眠质量将提高，精力将更加充沛，甚至你的皮肤状况也可能有所改善。你将感到更加充满活力，身体的协调性也会增强。

这并不意味着你必须严格遵守早睡早起的规则，偶尔打破常规并不会造成严重后果。关键在于你大部分时间的生活习惯。你的身体倾向于遵循规律，一旦你开始保持规律，身体就会有积极的反应。

在我担任整形外科和普通外科住院医生的实习期间，我几乎随时都处于清醒状态。无论是清晨、午后、傍晚还是深夜，只要有机会，我就抓紧时间休息。在医院，我经常通宵达旦地工作，既要进行手术，也要照顾病人，第二天回到家中，我则需要长时间的睡眠来补充体力。

幸运的是，我的生活已经不再像住院医生时期那样紧张，因为那显然不是长期保持健康和活力的良策。过去20年来，我的睡眠时间一直保持稳定。我通常在晚上11点左右上床睡觉，早上在6点到7点之间醒来，这取决于我当天早上是否有手术任务。每晚保持7~8小时的睡眠，让我感觉最佳。虽然有些人能够在睡眠不足的情况下依然保持活力，但我相信，像玛莎·斯图尔特（Martha Stewart）那样每晚只睡4小时的习惯，对我们大多数人来说可能会导致过早衰老。（尽管玛莎看起来状态极佳。她显然已经找到了适合自己的生活方式！）

坦白讲，每到凌晨2点，我心中只有一个想法。不是与朋友在酒吧消磨时光，也不是守在电视机前看《老友记》，更不是赶往急诊室应对突发状况！凌晨2点，我最渴望的仅仅是沉沉地睡去。你是否也有同感呢？

建立睡前仪式

另一种提示你的身体是时候感到困倦的方法是创建一个睡前仪式，并且每晚（或者至少在大多数晚上）在上床睡觉之前进行这个仪式。这有助于巩固你的身体知道你有一个固定的程序，并且它会向你的大脑发送信号，开始释放褪黑激素并平静你的神经系统，这样你就能获得一个良好的夜间睡眠。就我个人而言，我总是刷牙、洗脸、护肤，然后在熄灯前阅读一会儿。也许你正在创建一个新的护肤程序，这可以成为你睡前仪式的一部分。

日间锻炼

运动的好处不胜枚举，我相信你已经有所了解：它能够锻炼肌肉，抵御因衰老而带来的体能下降；[174]它促进皮肤血液循环，[175]它强化心肺功能，[176]它改善情绪，让你即便只进行了一次运动，也能感到更加愉悦、充满活力；[177]它使身体更加健康、强健，有效减缓衰老的影响。[178]

运动对于提升睡眠质量具有显著价值。毕竟，睡眠的一个主要目的是让活跃的身体得到必要的休息和恢复。如果整天保持静态，身体就没有太多需要恢复的。规律地锻炼（但应避免在临近睡觉时进行）可以显著提高睡眠质量，[179]帮助你更快入睡。建议在白天进行高强度的运动，但任何运动都比完全不运动要好。如果你目前缺乏运动，可以从小幅度运动开始，逐步增加运动量。每天进行适量的运动，总比运动过度剧烈导致受伤或完全不活动要好。

不睡影响睡眠的午觉

有些人可以午睡而不影响夜间睡眠，如果你是这样的人，可以跳过这一条。小睡的影响是因人而异的。对于有些人而言，白天短暂的休息（10~20分钟）可能并不会对整体睡眠质量造成损害，反而有助于提升工作效率。回想2015年或2016年，我曾造访《赫芬顿邮报》(*Huffington Post*)的办公场所，他们设有两间专门的午睡室。每间房内都配备了舒适的躺椅和沙发，员工会在门边的签到板上记录自己的午休时间。研究显示，允许员工午休能够提升团队士气和工作表现。[180]基于这一发现，我也在我们的休息室里添置了一张沙发，以便员工在需要时可以小憩片刻。

然而，对于另一些人来说，午睡可能会导致他们在夜晚难以入睡。如果你发现自己属于这一类人，那么避免午睡可能有助于恢复你所期望的睡眠时长和质量。如果你确实需要在白天短暂休息，尽量将小憩时间控制在20分钟以内。

减少咖啡因

如果我告诉你早上不要喝咖啡,你可能不想再听我说任何话了。所以请让我说清楚,我不是说你不能在早上起床后喝一杯星巴克。不过,我知道有些人晚饭后喝咖啡。咖啡因的半衰期(从体内清除50%的咖啡因所需的时间)平均为5~6小时,因此,如果你要利用咖啡因,那么早晨确实是唯一合适的时间。

出于安全考虑,如果你希望在睡前彻底清除体内的咖啡因,建议至少在睡前8~10小时停止饮用含咖啡因的饮料,特别是如果你有入睡困难的问题。每当我打算饭后喝咖啡时,我总是会选择一杯无咖啡因的咖啡。但更佳的选择是(因为即使是无咖啡因咖啡也含有微量咖啡因),我会喝一杯热腾腾的花草茶。

让卧室成为睡眠中心

你可能听说过那条老建议,卧室应该只用于两件事:睡觉和性生活。这是个好建议。让你的卧室成为只做这两件事的地方,只专注放松的装饰、稍微凉爽的温度(理想情况下最好是18~21℃)、低或没有的噪音水平,以及暗的光线。[181]我和妻子在我们的卧室里安装了遮光窗帘,结果发现我们的睡眠质量有了显著提升。你体验过没有窗户的游轮船舱吗?艾米和我曾经有过这样的经历,那里漆黑一片,我们感觉仿佛可以一直沉睡下去。事实上,我们确实做到了,甚至因此错过了次日的游览活动!

我对噪音同样十分敏感，邻居喧哗时我往往难以入睡。如果你也有类似的困扰，那么白噪声机可能会给你带来帮助。我们家中有一台空气过滤器，它会发出从低沉的嗡嗡声到类似喷气式飞机的轰鸣声等各种声音。有趣的是，我们家的狗一听到雷声就会变得异常激动，但自从使用了空气过滤器后，它也能享受宁静的夜晚，和我们一起拥有良好的睡眠了。

关闭电子屏幕

我们现在是一种以电子屏幕为中心的文化。这是无可否认的。人们经常在关灯前躺在床上玩手机，但这非常影响睡眠质量。一般的建议是睡前两小时避免所有电子屏幕：手机的、电脑的，甚至电视的。这两个小时你到底要做什么呢？现在的人们常常不知所措。

我感受到了这种痛苦。这对大多数人来说很难，因为屏幕上有很多东西要阅读和学习。我们把整个世界都掌握在手心里，现在我却告诉你要把这一切都放下，那做什么？难道盯着墙看？

问题就在于此。使用电子产品（如电脑、iPad、电子阅读器或手机）会让你暴露在蓝光下。这会抑制褪黑素的分泌，而褪黑素是调节昼夜节律的激素，能告诉你何时入睡。[182]早晨的太阳会发出蓝光，所以当傍晚屏幕上的蓝光进入眼睛并照射到松果体时，你的大脑就会认为现在是白天，并告诉你要起床了。虽然任何光线都会抑制褪黑素，干扰昼夜节律，但蓝光的影响最大。

值得称赞的是，手机制造商已经考虑到了这一点，并在手机上创建了"夜间模式"。当你打开它时，它可以减少亮色和蓝色光谱，使颜色变得更温暖，让你在夜晚接触到的蓝光更少。在iPhone上，你可以将"夜间模式"设置为每天晚上开启，早上关闭。

另一个方法是尝试佩戴防蓝光眼镜。如果你看到有人在晚上戴琥珀色、红色或橙色镜片的眼镜，那很可能是因为要阻挡蓝光以获得更好的睡眠。如今，这些眼镜甚至可以有完全透明的镜片，所以佩戴它们时不会显得与众不同。我为我家里的每个成员都买了一副，我儿子告诉我，当他戴着眼镜玩游戏时，眼睛的疲劳感和头痛会减少，这让他能够比平时玩更长时间的游戏。

你也可以简单地在晚上调暗灯光，这样你的大脑就不会把头顶上的亮光误认为是阳光了。使用屏幕和接触强光通常会让人兴奋。无论是坐在光线明亮的房间里，还是观看激动人心的电影，都很难放松下来。如果可能的话，尝试在上床睡觉前至少一段时间内调暗灯光，减少视觉媒体的使用。如果必须要这样做，我希望你开启夜间模式和/或在晚上尝试佩戴防蓝光眼镜。

考虑电磁场可能造成的影响

电磁频率，或称为电磁场，是来自诸如手机、WiFi、电脑以及任何你家里插电源的电器的电磁波。我承认，这是一个有争议的话题。有些人不相信电磁场对人类有任何影响。然而，现在也有一些研究表明，暴露于电磁场中，无论它来自你的手机、无线信号还是其他来源，可能都会对你的睡眠产生负面影响。[183]

有一次，我在芝加哥市中心的一家酒店开会。那家酒店是由法院改建而成的，我一进门就发现它似乎有一种不好的能量。我找不到原因，只是有一种强烈的感觉。由于我是傍晚才到的，他们把我安排在了酒店唯一一间还空着的房间里。头两个晚上，我无法入睡。我清醒地躺了几个小时，即使我的身体已经疲惫不堪，但我就是睡不着。两晚之后，我意识到酒店的一个WiFi发射器就在我房间的角落里，而这个WiFi发射器可以发射无线信号给楼里的每一个人！我换了房间，接下来的两个晚上，我睡得像个婴儿。巧合吗？我觉得不是。

之前的大多数研究似乎没有显示出电磁场（EMF）暴露与睡眠干扰之间的相关性，但这些研究在持续时间和范围上都非常有限。[184]最近的更多大鼠研究表明，过度暴露于电磁场可能会导致各种异常。在人类中的研究虽然有限，但需要进行，特别是在5G无处不在以及我们花在手机和iPad上的时间越来越多的情况下。我们不确定电磁场是否对我们有负面影响，并不意味着它们没有。我不是阴谋论者，但有很多事情我们过去都认为完全没问题，直到研究证明了它们的害处（比如吸烟）。

在科学给出更权威的结论之前，有哪些实用的建议可以减少睡眠时的电磁场暴露呢？首先，不要在睡觉时把手机放在身边。很多人喜欢把手机放在枕头下，早上还用它当闹钟。不要这样做！除非你的手机处于飞行模式，关闭了WiFi和蓝牙，否则你的手机会定期发出信号。另外，不要把无线路由器放在床边。这些设备一直在发送信号,所以最好把它们放在离你的睡眠空间尽可能远的地方。如果你对电磁场敏感,那么最好在睡前关闭路由器。

尝试天然助眠剂

我不赞成服用安眠药,因为会有副作用,而且我认为避免不必要的药物治疗会更健康。不过,有一些天然的助眠剂似乎效果很好。褪黑素就是其中之一。褪黑素是一种睡眠激素,它是人的脑垂体在光线不足时分泌的,并向大脑发出该睡觉的信号。褪黑素无须额外补充即可发挥作用,但昼夜节律紊乱会导致褪黑素分泌紊乱,而且随着年龄的增长,每个人分泌的褪黑素都会减少。

服用褪黑素补充剂是一种帮助身体更快入睡的简单方法,而且不会产生药物的晨间宿醉效应。[185]我在前往其他时区旅行时经常使用褪黑素帮助睡眠。[186]我建议在睡前30分钟左右服用1~5毫克(我自己服用2~4毫克,取决于个人的需要量)。

缬草是一种受欢迎且经过验证的草本补充剂,也是一种良好的助眠剂。[187]不幸的是,当我服用它时,第二天早上我会有一些宿醉效应,所以我更倾向于使用褪黑素,但缬草似乎对一些人效果相当好。

使用精油已成为一种自然改善睡眠的时尚方式。精油既便宜又对一些人非常有效,它们不仅能帮助你入睡,而且可能使睡眠更深且持续时间更长。一些香气包括薰衣草、佛手柑、罗马洋甘菊和依兰依兰的精油似乎效果最好。

薰衣草是帮助睡眠最常用的精油之一。它可以减少压力，缓解焦虑感，镇定神经系统，甚至有助于缓解头痛。（但请注意，薰衣草精油对宠物可能有毒。）在卧室的扩香器中加入薰衣草精油，让它在你睡觉的时候持续作用两个小时。

跟薰衣草一样，佛手柑也有一种令人平静和舒缓的香气。研究表明它可以降低心率，减轻焦虑和压力。[188]罗马洋甘菊也有平静的效果。大多数人听到这个名字时会想到洋甘菊茶。我妈妈因为它的平静效果经常会在晚上喝洋甘菊茶，有时我也会这么做。依兰依兰精油有一种愉悦的花香，并对神经系统有平静作用。[189]一项研究发现，将依兰依兰与佛手柑和薰衣草结合使用，可以减轻高血压患者的压力、焦虑，降低血压。真不错！

接　　地

简单的（甚至是原始的）行为，比如把脚放在光秃的地面上，可以改善你的睡眠质量，你知道吗？在整体健康的世界里，这被称为接地疗法，其理论是让身体接触裸露的大地可以吸收电子，这些电子据称可以像抗氧化剂一样作用，中和自由基。[191]一项研究显示，在人处于睡眠状态时，通过接地垫（连接到地面）将人体接地，可以降低夜间皮质醇水平（我们身体的自然兴奋剂，也被称为主要压力激素），帮助调节昼夜节律，甚至可以提高睡眠的质量和深度。[192]

在另一项研究中，接地疗法已被证明可以减少炎症并改变循环白细胞、细胞因子和其他炎症过程标志物的数量。[193]尽管在主流科学界看来，这仍是一个悬而未决的问题，但我认为我们来自大地，与大地接触，特别是在我们大多数时间都在室内度过的世界里，对我们的系统来说肯定是一种解脱。为什么不尝试一下呢？它既简单又免费。当你有机会时，脱掉鞋子和袜子，站在泥土上、草地上或海滩的沙子上吧！这肯定不会有害，甚至可能有所帮助。

我希望你已经获得了一些关于优先考虑睡眠的好主意和动力。一张休息良好的面孔当然看起来更年轻，一个休息良好的身体会运作得更好，并且能够长时间保持年轻状态。

第十八章

通过管理压力实现自体年轻化

2020年初,因为众所周知的原因,我的压力攀升至前所未有的高度。自医学院毕业后,我首次在凌晨两三点惊醒,焦虑得无法再次入眠。那段时间,我感觉自己仿佛老了10岁。

的确,压力会加速我们的衰老过程。对比一下美国总统在就职时与就职4年后或8年后的照片,你会发现他们在任期内明显地变老了。

压力管理是自我投资中最有价值的活动之一,因为它对其他所有方面都有深远的影响。你可能已经意识到,当压力过大时,保持健康的饮食习惯、散步、补充营养、保养皮肤或获得良好的睡眠是多么困难。压力的存在或缺乏是所有问题的根源。因此,尽管这仅是众多自我修复的方法中的一项,但压力管理与本书中介绍的其他干预措施同等重要。

因此,管理压力是改变生活方式时最为关键的一步。

压力导致端粒变短

压力会导致染色体末端的端粒长度变短。你或许还记得本书开篇提及的，端粒作为DNA链末端的保护性结构，它确保了细胞的复制与分裂得以顺利进行。端粒的长度与细胞分裂的潜力成正比，换言之，端粒越长，细胞分裂的次数就越多。然而，随着细胞的不断分裂以及年龄的增长，端粒会逐渐变短。端粒缩短意味着细胞更易走向死亡，而这也使得我们更容易受到疾病的侵袭。

这是一个自然的衰老过程，它决定了细胞的寿命。端粒长度的减少与免疫系统功能低下、心血管疾病、骨质疏松症以及阿尔茨海默病等健康问题紧密相关。科学研究表明，心理压力，特别是逻辑思维上的压力，[194]会导致端粒缩短，这可能是压力与健康状况恶化以及衰老加速之间的重要联系。

鉴于冥想已被证实能有效减轻心理压力，它同样有助于维持端粒的长度。[195]实际上，冥想通过保持端粒的完整性，能够延缓衰老过程，甚至有可能延长寿命。

冥　　想

那么如何管理压力呢？方法有很多，但我最喜欢的，也是经过充分研究并证明能对身体压力产生实际影响的一种方法，就是冥想。

有一段时间，我和妻子艾米的压力与日俱增，我们决定尝试冥想。有时我会在没有指导的情况下自己冥想，主要专注于呼吸，在安静的房间里闭目冥想20分钟，有时我也会使用一个应用程序。虽然我的思绪经常会飘忽不定，但我还是尽力专注于呼吸。

冥想对我们俩都产生了积极的影响。我发现，在我冥想的日子里，我睡得好多了。我甚至能像疫情开始前那样整夜安睡。而在我不进行冥想的日子里，我的睡眠常常会受到干扰。我意识到，每天只需静坐10～20分钟，专注于呼吸，就能深刻地影响我的生活。这并不是唯一的冥想技巧，但它是一个简单的方法，任何人都可以在没有训练的情况下做到。只需坐下，呼吸，聆听自己的呼吸，感受它进出。这就是全部。

有大量研究支持冥想以及深呼吸对身心健康、[196]减压、[197]和抗衰老的作用，[198]包括改善与衰老有关的记忆力减退，[199]以及在细胞水平上延缓衰老。[200]冥想的减压特性似乎在全身产生了连锁反应。一项研究甚至发现，冥想有改善痤疮和银屑病等皮肤病病症的效果！[201]

如果你想尝试冥想，有多种方法。就像我之前提到的，你可以简单地坐下并专注于你的呼吸。深呼吸本身就可以逆转压力反应，[202]特定的膈式呼吸可以帮助你的身体进入更放松的状态，[203]降低你血液中的压力激素皮质醇水平，使你感到更平静，心情更好。[204]要做到这一点，在深呼吸时，专注于扩张你的横膈——肺部下方的圆形肌肉，不要移动肩膀，让腹部扩张和收缩。

另一种练习深呼吸的方式是通过一种由安德鲁·韦尔博士（Dr. Andrew Weil）普及的呼吸方法，称为4-7-8呼吸法。在这个方法中，你需要完全呼气，然后通过鼻子慢慢吸气，默数4个数，屏住呼吸默数7个数，最后通过嘴巴呼气，心中默数8个数。不同类型的深呼吸是瑜伽练习中称为调息法（pranayama）的基础，许多深呼吸练习都是从这里起源的。

如果你想尝试更深入的方法，你可以像我和艾米一样通过应用程序，或者跟随网上免费获取的引导冥想视频进行练习。你可以安静地坐着，闭上眼睛，想象一些平静的场景，或者想象自己在一个很喜欢的放松的地方。或者，你可以睁开眼睛，专注于一个点，比如蜡烛的火焰或者一张表现平静场景的图片。

有一些虚拟现实应用程序可以帮助你冥想，或者你可以在慢步行走时专注于大自然的美丽来进行冥想。你也可以尝试正念冥想，在这种冥想中，你会专注于此刻获得的所有感官印象。或者你可以进行咒语冥想，在这种冥想中，你不断重复一个让你感到放松的词语或短语，比如"和平""爱"或"平静"。

无论你进行哪种类型的冥想，真正的益处来自每天坚持不懈的练习。（不过，根据对冥想应用程序[205]用户的一项研究，即使是间歇性的练习也会有益处。）

瑜伽和力量训练

随着年龄的增长，你只需要散步来锻炼身体吗？当然不是！

存在一种普遍的误解，即随着年龄的增长，仅通过散步就能获得足够的身体锻炼。散步确实有益，它无疑比久坐不动的生活方式更有益健康，但它并不能锻炼到身体的所有肌肉群，也无法有效提升力量、灵活性或平衡能力。随着年龄的增长，这些因素对于保持身体活动能力至关重要。然而，散步并不能完全满足这些需求。你还需要其他类型的运动来帮助保持身体的平衡，维持身体的柔韧、强壮和健康状态，特别是当你步入50岁或更老的年龄段时。

人体的骨骼肌纤维主要分为两大类：慢缩型肌纤维和快缩型肌纤维。慢缩型肌纤维主要负责耐力和能量的持续输出，通过诸如散步等有氧运动可以有效地强化这部分肌纤维。而快缩型肌纤维则支撑着快速而有力的动作，例如举重和短跑等高强度运动可以增强这些肌纤维。如果你仅限于散步，那么你仅仅锻炼了那些帮助你前进的慢缩型肌纤维和相关肌肉群，而忽视了随着年龄增长而逐渐退化的快缩型肌纤维，以及对于维持平衡、力量和耐力同样至关重要的其他慢缩型肌纤维。

对老年人来说，最糟糕的事情之一就是髋部骨折。一项研究发现，每3个50岁以上的成年人中就有1人在髋部骨折后12个月内死亡。[206]这是一个可怕的统计数字。在老年人中，髋部骨折最常见的原因是从站立位置摔倒，通常是侧身摔倒。[207]那么，随着年龄的增长，如何防止类似的摔倒呢？进行适量的运动，确保你的快缩型肌纤维保持强健和活跃，同时维持身体的平衡和核心力量。

当你不小心被绊到,那些突然稳定你的身体并防止你摔倒的肌纤维是快缩型肌纤维。在你的身体变得不稳定后的几毫秒内,这些肌纤维迅速行动起来,激活肌肉以防止你摔倒和受伤。因此,正如你所见,这些肌纤维对于保护自己免受伤害至关重要,尤其是上了年纪以后。如果这些肌纤维工作不正常,那么当你的身体失去平衡时,身体将无法适当地稳定和保护自己。这可不是一个好现象。

如何锻炼快缩型肌纤维呢?力量训练。

你不必马上去健身房开始撸铁,你可以选择有挑战性但不会造成伤害的重量。如果你已经五六十岁或年纪更大一些,并且很久没做过力量训练(或者从未做过)怎么办?我的好朋友黛布拉·阿特金森(Debra Atkinson,她是美国专门针对50岁以上人群锻炼的顶级专家之一),建议从3个简单的练习开始,这些练习将锻炼那些快缩型肌纤维:深蹲或腿推,胸推,以及划船。这3个基本练习涉及许多肌肉群,是锻炼的完美起点。

那么,除了力量训练,你还能做些什么来延缓衰老、保护自己免受伤害,并在年老时保持身体平衡和柔软呢?推荐我最喜欢的活动之一:瑜伽。

除非你住在山洞里,否则我相信你一定知道瑜伽是什么——它是一种源自印度的古老修行,通过保持或变换不同的姿势(称为体式)来促进心理健康和身体健康。瑜伽已经被广泛研究,根据研究人员的说法,它对身心健康都有显著的益处。2011年发表在《国际瑜伽杂志》(*International Journal of Yoga*)上的一项研究中，研究人员写道："瑜伽修行增强了肌肉力量和身体柔韧性，改善了呼吸和心血管功能，促进了成瘾的康复和治疗，减少了压力、焦虑、抑郁和慢性疼痛，改善了睡眠，并提高了整体的幸福感和生活质量。"[208] 听起来很不错！

2011年发表在《国际行为营养与体育活动杂志》(International Journal of Behavioral Nutrition and Physical Activity) 上的一项最新荟萃分析，[209] 基于多个研究来源，考察了瑜伽对健康良好的中老年人的影响，并发现与不练习瑜伽的组别相比，练习瑜伽的组别有"显著效果"，包括更好的平衡能力、下肢柔韧性、下肢力量，以及在抑郁、对身心健康的感知、睡眠质量和活力方面的改善。

甚至美国国立卫生研究院也推荐通过练习瑜伽[210]来缓解压力、改善焦虑和抑郁等心理健康问题、改善睡眠、缓解关节疼痛和头痛、帮助减重、帮助缓解更年期症状、改善慢性病患者的生活质量，甚至帮助戒烟。瑜伽已经蔚然成风。

瑜伽有很多不同的类型，从温和瑜伽和椅子瑜伽到更严格的类型，如力量瑜伽和高温瑜伽。大多数城市都有瑜伽课程，网上也有很多瑜伽锻炼方式，而且有些还是免费的。只要多看看，你肯定能找到适合自己的瑜伽类型。我认为瑜伽是最好的锻炼方式之一，因为它专注于正位、平衡、力量、柔韧性和压力管理。

40多岁之前，我从未练习过瑜伽。但几年前，我开始意识到自己的平衡感和柔韧性在下降，整个身体（尤其是背部）变得越来越僵硬时，我开始学习瑜伽并从此一发不可收拾，克里斯汀·麦基（Kristin McGee）是我最喜欢的瑜伽老师。现在，我坚持每周做两次瑜伽，我发现它在很多方面对我都有很大的帮助。

我建议你每周进行2~3次，每次20~60分钟的瑜伽练习。有些人每天做，瑜伽也许是他们在一天中要做的第一件事。不要过度练习瑜伽，没必要逼自己太狠。对于任何运动，甚至是走路，都要量力而为。

瑜伽真的改善了我的生活，我相信它使我的身体的衰老速度减慢。试一试，看看你是否也能获得同样的抗衰老效果。

学会感恩

我并不热衷于撰写日记。尽管我曾尝试过，却总是难以持之以恒。然而，我的众多朋友却坚持每天记录感恩日记。他们每天清晨醒来，都会记录下几件令他们心怀感激的事情。如果你对写日记感兴趣，或者愿意尝试，你可能会发现这是一个极佳的缓解压力的方法。有些人回顾自己所写的内容，发现自己已经取得的进步，或者提醒自己所拥有的幸福，这确实具有显著的疗效。

当然，表达感激之情并不局限于写日记。我尝试每天抽出时间，思考我所感激的一切。我的健康、我的妻子、我的孩子、我的工作、我的员工、我的伙伴、我的兄弟姐妹、我的狗、我的朋友、我的病人、我的追随者，还有漫威电影……开个玩笑！有时候，当我感到情绪低落或遇到挫折时，我会花时间思考我应该感激的事物。这确实有助于我看清事物的本质，减轻当前的压力和负面情绪。不妨一试！我相信你会感到非常充实。

> **正念冥想**
>
> 　　正念不止是一种冥想技巧，它更是一种可以在日常生活中随时实践的活动。通过这种方式，你可以培养内心的宁静、稳定感以及对当下的觉知，尤其当你容易沉湎于过去或对未来感到焦虑时。试试正念冥想，你只需要暂停手头的事务，哪怕只是短暂的瞬间，全神贯注于当前的环境和体验——无论你身在何处，正在做什么，你能观察到什么，听到什么，感受到什么，尝到什么，以及闻到什么。仅仅是活在当下，哪怕只有10秒。当你重新投入之前的活动时，你可能会发现自己以一种不同的、更为平和的视角看待日常生活。现在，不妨尝试体验一次正念冥想如何？

利他行为

　　令人惊讶的是，减轻个人压力的有效途径之一竟是帮助别人。利他行为，是一种纯粹为他人利益而做事的行为，尽管它同样能给你带来益处，因为它很可能让你感到心情愉悦。无论是担任志愿者、进行捐赠或回馈（对他人的善举做出回应），还是简单地为他人开门，利他行为都是极佳的压力缓解方式。

　　研究揭示，利他行为，例如为有需求的人提供志愿服务、帮助年长的邻居修剪草坪，或在公共交通工具上主动让座，对我们的身体健康和心理健康均具有正面效应。[211]利他行为能够激发内啡肽的分泌，这些是被称作"快乐激素"的天然止痛物质，同时还能降低压力水平。正如我们之前讨论的，压力是导致衰老的一个主要因素。

年轻的生活态度

我是不是把最简单的留到了最后？也许吧，但在结束这部分内容时，我必须谈谈生活态度。你的精神状态能对你的身体产生不可思议的影响。一项研究表明，坐直可以减少负面情绪和压力。[212] 2021年的一项研究表明，直立姿势可以改善情绪和提高大脑功能。[213]

研究揭示，我们的思维模式与身体语言之间存在相互作用，身体语言的使用也会影响我们的心理状态。例如，微笑可以引发快乐的情绪，而垂头丧气则可能催生悲伤感。同样，悲伤的情绪可能导致身体姿态的颓废，而快乐则往往让人不自觉地微笑。有趣的是，有研究指出，注射肉毒杆菌毒素（俗称肉毒素）可能有助于改善情绪，这或许是因为它阻止了皱眉这一负面情绪的外在表现。[214]我撰写此文的目的并非鼓励大家去注射肉毒素，而是想指出这一发现的趣味性和它所揭示的心理与生理之间的微妙联系。

你可以利用这一点，通过做一件简单的事情：保持积极的思考，来实现自体年轻化。几项最近的研究[215]表明，对衰老持积极态度的人，随着年龄的增长，心理健康状况会更好，生活质量也有所提高。[216]一项2022年哈佛大学对超过14000名50岁[217]及以上成年人的研究显示，对衰老感到很满意的人比那些持有更多负面想法的人更有可能活得久，他们拥有更好的心理健康状况，以及更健康的生活习惯。

我钟爱的歌手吉米·巴菲特（Jimmy Buffett）演唱了一首经典老歌 *Growing Older but Not Up*，这已经成为许多人的一种生活信条。他们或许正在步入老年，但他们有意识地选择在心理上保持年轻。挺直腰杆。留意你的举止。你是以老态龙钟的方式行动，还是以充满活力的姿态前行？你是皱眉沉思，还是以好奇和新鲜的眼光去观察这个世界？

想想老年人和年轻人之间的一些典型差异。年轻人往往想学新东西，经常笑，动得多，心情开朗，这也许是因为他们没有经历过那么多惨痛的教训，也没有那么多责任，但这并不意味着你不能向他们借鉴。有些老年人喜欢和年轻人在一起，以便能保持心态年轻。他们保持积极的心态，保持好奇心，随着时代的变化而发展，不会故步自封。

当你尝试新事物时，你的神经元会形成新的连接，甚至可以减缓大脑的衰老过程。这就是神经可塑性的概念，它可以使你的大脑保持更好的工作状态。

没有人告诉你必须表现得老成，为什么要那样做呢？

以下是我保持年轻态度的十大秘诀。

1. **站直身体**。试着像年轻人一样站立、坐下和移动。不要让你的身体告诉你，你已经老了。

2. **不要对自己太苛刻**。当自我怀疑和消极情绪悄然而至时，请冷静下来，提醒自己已经尽了最大努力。

3. **让自己享受和欣赏生活**。生活可以很美好，充满奇迹。只要有机会，就去寻找美好。

4. **不断学习新事物**。学习一门语言、学习一种乐器、阅读一本有挑战性的书、参加学习班、尝试一项新的体育活动、提出问题。

5. **保持运动（永远不要停止运动）**。无论是散步、瑜伽，还是进行任何你喜欢的运动，每天都要保持身体运动，最好能使用各种肌肉群。

6. **休息一下**。你不必一直工作。每周留出时间让自己放松一下，找点乐子。

7. **拉伸**。随着年龄的增长，我们的身体会变得越来越僵硬。解决这个问题的方法之一就是做瑜伽，另一个方法是每天拉伸我们的身体。随着年龄的增长，保持身体柔软是让人感觉年轻的关键之一。

8. **宽恕并向前看**。你能做的增加生活压力的最糟糕的事情之一就是紧握怨恨和不满。有些人会做对不起你的事，有些人性格恶劣，有些人让你心痛，让你浪费了感情、金钱、时间。尽你所能，给予宽恕并继续前进。不要让他们通过在你心中占据任何空间而对你造成更多的伤害。

9. 庆祝生活。 通过节日、仪式、家庭聚会等机会，与你关心的人建立联系。

10. 爱。 爱你的家人、朋友、宠物，爱你的生活，尤其要爱自己。爱是我们前进的动力。经常沉浸在爱中，并慷慨解囊。仅这一点就能让你保持年轻和活力。

压力是无法避免的，但如果你采取措施控制并缓解它，同时培养有助于抵抗压力的习惯（例如健康的饮食、良好的皮肤护理、充足的睡眠和定期的锻炼），我向你保证，你将会感觉更好，而且很可能看起来更年轻。

第六部分

通过新一代整体抗衰老疗法重获新生

第十九章

居家DIY护理，以及何时选择诊所治疗

只要执行我的整体自体年轻化计划，绝大多数读者都能逆转衰老，对镜中的自己感到满意。再加上以下这些在家DIY的护理方法，我估计你们中绝大多数都可以达到自己想要的效果，而无须走进美容诊所。

25年前，大多数整形外科医生只能为你提供整形手术。但现在，我们提供一系列非侵入性和微创治疗。你可以做很多事情，让时光倒流，不用动刀就能拥有你梦寐以求的容貌。

在接下来的几章中，我将介绍一些可选的诊所护理方法。在此之前，让我们先来看看你可以在家里做些什么。如果你想逆转你的年龄，从整体上实现自体年轻化，那么接下来的3种居家DIY护理是必不可少的。

DIY居家护理1：
定期在家做面部护理或化学去角质

你可以在知名大型护肤品生产商处购买多种温和的家用面部护理产品和化学去角质产品。务必选择你熟悉且信赖的产品，避免在互联网上购买来源不明的产品，因为这些产品可能存在安全风险。不同国家对这些产品的监管可能有差异，因此购买时需谨慎选择产品。如果你对产品有疑问，在将任何新产品用于皮肤之前，务必咨询皮肤科医生。你还可以利用冰箱中的食材自制护肤品做面部护理。现在，我了解到许多皮肤科医生对手工制作的面膜持保留态度，因为它们可能带来刺激，并且皮肤科医生认为经过严格审核的护肤品效果更佳（这是完全正确的）。然而，使用水果中的天然酸性物质作为去角质剂的DIY方法，仍然是一种有益且经济的选择。橙子、菠萝、杏和草莓等水果富含维生素C，能够恢复皮肤活力并对抗自由基。只需将水果捣碎，加入少量蜂蜜，然后敷在脸上，放松20~30分钟即可。或者，你可以尝试以下配方。

DIY杏子面部护理

半杯（约120毫升）杏干

半杯温水

1汤匙（约15毫升）蜂蜜

用搅拌机将所有成分混合在一起，然后敷在脸上。敷20~30

分钟，然后用温水轻轻洗净。你的皮肤会感觉更加光滑和清爽。

这里还有一种简单的DIY面部换肤法，使用橙汁，它含有α-羟基酸（AHA），用起来比诊所里的化学换肤产品更温和。

DIY天然橙汁换肤

3汤匙（约45毫升）橙汁

⅓杯（约80毫升）原味不加糖酸奶

将橙汁和酸奶混合在一起，然后用小刷子刷在脸上，敷20分钟直至干透，然后用温水冲洗干净。你的皮肤会感觉更加光滑和清爽。

以上两个DIY配方最好每周使用1~2次，以温和地去除角质（你可以用它来代替日常护肤程序中的去角质产品）。如果你的皮肤有过敏或刺激的迹象，请停止使用。请记住，大多数市售的去角质产品比你在家用食物制作的效果更好。

DIY居家护理2：激光和红光疗法

许多你可以买来在家使用的护肤小工具都能让你的皮肤变得更好。其中最令人印象深刻的是家用激光器。通常，它们的功能与我们诊所里的激光器类似，只是功率小得多。家用激光器可以改善痤疮、减少多余毛发，甚至（据说）可以减少不想要的脂肪。效果各不相同，而且这些设备可能非常昂贵，从几百美元到几千美元不等。不过，这可能还是比在当地整形外科医生或皮肤科医生的诊所里购买一系列激光治疗要便宜得多。它还为那些无法在当地找到专业医生的人提供了替代方案。

请记住，家用激光器有很大的局限性。要想达到在整形外科医生或皮肤科医生诊所里所能达到的效果，可能需要更多的治疗次数。同时，这些家用设备的功率可能仍然足以造成皮肤刺激、灼伤甚至疤痕。因此，如果你准备尝试，请务必严格按照生产商的说明使用，也不要从你不了解和不信任的公司购买。

尽管我对家用激光器持保留态度，但这种顾虑并未波及家用LED红光治疗仪。红光疗法被认为通过增强线粒体功能和ATP（三磷酸腺苷，线粒体产生能量的关键分子）的生成来发挥作用。线粒体是细胞能量的源泉。[218]研究显示，红光疗法确实有助于恢复皮肤活力。一项研究指出，在12周的治疗后，91%的参与者表示肤色有所改善，82%的参与者认为治疗区域的皮肤变得更加光滑。[219]在一项双侧脸部对照试验中，研究人员在受试者的一侧脸部使用LED红光疗法，而在另一侧使用模拟光疗法，每周进行两次治疗，持续4周。结果表明，治疗区域的皱纹显著减少，皮肤弹性得到提升，胶原蛋白和弹性纤维的数量有所增加。[220]

红光治疗仪有多种形式：手持式红光治疗仪、外形吓人的面具、针对脸部和颈部的矩形桌面系统，甚至全身红光床（有些人买回家里，有些人则在当地的整体医疗中心使用）。

DIY 居家护理 3：皮肤整平术

自从15年前我的诊所开业以来，皮肤整平术（DermapLANing）一直是最受欢迎的治疗项目之一。在真皮层护理过程中，美容师会使用一种特殊的刀片（看起来像一把手术刀），轻轻刮去多余的汗毛、干燥的皮肤和其他表层不平整的地方，让你的皮肤立刻看起来和感觉上都更光滑。随后一般会进行快速的化学换肤去角质。这些护理通常每月进行一次，费用一般不超过200美元。

但护肤品公司已经开发出了可以在家里使用的皮肤整平设备。剃须刀也可以做同样的事情。我和妻子开玩笑说，用锋利的剃须刀刮脸可能也能达到同样的效果，虽然不那么优雅。

有人担忧剃掉汗毛后它会变得更粗，这完全是一个谬论。之所以感觉更粗，是因为在毛干底部生长的毛发自然比长出来的毛发要粗，之所以感觉更粗是因为它更短。

整体美容黑名单

有多种美容治疗项目，我并不建议尝试。这些治疗项目要么我认为风险过高，要么我发现它们效果不佳。遗憾的是，它们每天都在医生的诊所和手术室中进行。但我希望我的读者能够明白哪些治疗项目应当避免。因此，我制作了一份美容黑名单。这个黑名单上不推荐的治疗项目正在持续更新中。以下是一些你应当特别留意的治疗项目。

消费者请谨慎！

1. 用透明质酸以外的任何物质制成的填充物——太危险了。

2. 线雕提升——昂贵且效果持续不到一年。

3. 所谓的快速面部提升术——这些是骗人的项目。

4. 美塑疗法——风险太大。

5. 一氧化碳疗法——没有证据表明它有效。

6. 唇部植入物——您好,鸭嘴!

7. 面部瑜伽(指的是运动部分,不是放松部分)——瑜伽很棒,但是否对面部有好处还有待商榷。

8. 透明质酸笔——可能是最快导致嘴唇出现结块或疤痕的方法。

面部运动和面部瑜伽

面部运动,或者所谓的面部瑜伽,真的能提升和紧致脸部皮肤吗?你可以观看各种教你锻炼面部肌肉的练习视频。许多这样的视频声称它们可以"和拉皮手术一样好",或者以其他方式让你的脸看起来更年轻,减少你的皱纹。它们有效吗?嗯,真相有点复杂。

最近对27名中年妇女进行了一项小型研究,教她们每天做30分钟的面部运动,持续20周,然后调查她们对自己容貌的感觉。总的来说,大多数参与者都感到满意,而且整体上认为自己看起来年轻了两岁。[221]

这项研究得出的结论是,面部运动可能通过增加面部肌肉的体积，来改善脸颊和下脸部的丰满度。这也是目前医用面部肌肉刺激器（如Lumenis TriLift和BTL's EmFace等），以及家用微电流设备（如NuFace和Foreo Bear等）背后的理念基础。

但是，面部运动有什么坏处吗？

确实有。如果你追求更丰满的面部效果，你或许可以尝试这些练习。然而，目前尚无确凿证据表明这些练习能有效提升或平滑面部线条，而且可能需要长期坚持并规律地进行练习才能观察到效果。此外，请注意，过度收缩面部肌肉可能会导致动态皱纹的产生，这些皱纹随时间推移可能会变得更加明显。肉毒杆菌毒素的作用在于它阻断了神经冲动传递至肌肉的路径——基本上，它阻止了那些导致皱纹形成的面部肌肉活动。当肌肉处于静止状态时，皮肤表面看起来会更加平滑，皱纹也相应减少。但是，一旦肉毒杆菌毒素的效果消退，皱纹又会重新出现。动态皱纹会随着年龄的增长而逐渐加深，除非肌肉活动被彻底停止，因此从某种意义上讲，面部运动与肉毒杆菌毒素的效果是相悖的。

总体而言，尽管有一些早期的证据显示面部运动可能会导致面部丰满度增加，但我们知道随着时间的推移，它可能也会导致你已有的皱纹变得更深。

然而，如果你依然渴望激活面部肌肉，不妨尝试家用微电流设备。这些设备的作用原理是在肌肉处于休息状态时提供刺激。利用这些微电流设备，你或许能获得与面部肌肉锻

> 炼类似的效果，同时避免了增加皱纹的风险。此外，请放心，微电流不会导致你的脸部出现不受控制的抽搐。

当你所做的一切仍然不够时

正如你所看到的，这些护理方法稍稍超出了本书介绍的日常护肤程序，但如果你愿意花时间、金钱购买相关产品或设备，那么操作还是很容易在家完成的。不过，DIY的干预措施也只能到此为止。如果你已经遵循了本书中的所有建议，在家中定期做面部护理或换肤、红光治疗和皮肤整平术，但仍然对自己的逆转效果不满意，该怎么办呢？在这种情况下，你可以去找整形外科医生或皮肤科医生问诊。

我认识许多人，他们在年轻时发誓永远不会做像注射肉毒杆菌毒素或填充剂这样的极端事情，直到他们开始在自己的脸上看到衰老的迹象。如果你对诸如注射肉毒杆菌毒素或填充剂、微针治疗、化学换肤术、皮肤整平术、点阵激光、光子嫩肤溶脂疗法和牙齿美白等微创治疗感到好奇，在后面的章节中，你会找到你需要知道的一切，包括好处和风险，帮助你决定这些治疗是否适合你。

然而，请不要急于尝试这些诊所治疗。正如在大学中，某些课程需要先修读其他课程作为先决条件一样，本书到目前为止所涵盖的内容，实际上构成了我接下来要分享知识的基础。如果你尚未掌握抗衰老饮食、基础的健康护肤程序以及抗衰老生活方式的核心知识，那么在更高级的抗衰老技术上投入时间和金钱，对你而言可能并不会带来预期收益。

如果你已经完成了上述所有步骤，那么恭喜你，你已经加入Younger for Life计划2.0行列。虽然接下来的章节依然聚焦于非侵入性或微创的方法，但在这里，你将有机会更为主动地参与延缓衰老的过程。你可能已经满足于目前所做的努力，或者认为没有必要再进一步，但如果你渴望超越自体年轻化的效果——或者你仅仅是出于好奇想知道还能做些什么，本书的后续内容将为你揭示所需了解的一切。

在专业医疗环境中，存在多种非手术治疗的方法，能够有效地逆转岁月留下的痕迹。激光和射频等先进技术，确实能在皮肤上实现显著的改善。若你希望进一步改善，那么注射类治疗便是一个选项。尽管有人可能会提出注射治疗并非完全自然，但只要在专业指导下谨慎使用，它们是安全且有效的，能够帮助你达到理想的外观效果。我了解到，许多整体健康专家也会选择接受肉毒杆菌毒素和填充剂注射治疗。很多人明显能被看出来接受过治疗，但也有很多人从外表看不出来，有些人甚至会暗示他们天生看起来年轻。如果你正在考虑是否做注射治疗，不必因此感到愧疚，你并不孤单。

不幸的是，有些情况不通过手术是无法有效治疗的。如果你有这些问题，并且它们确实让你感到困扰，你可能会考虑整形手术是一个选择。我们在非侵入性和微创治疗方面取得了很大的进步，但它们不能解决所有的问题。所以如果你的问题属于以下情况之一，并且你愿意考虑通过手术来解决，那么我会建议你寻找一位认证的整形外科医生。

1. 上眼睑皮肤下垂
2. 下眼睑过度浮肿（眼袋）
3. 严重下颌下垂
4. 下脸部和颈部皮肤严重下垂

整形外科是医学界的"狂野西部"，因此你一定要慎重选择医生。我建议你找一位是美国整形外科医师协会（ASPS）会员和美学协会（Aesthetic Society）会员的外科医生。

其次，我强烈建议你在考虑整形手术之前，先尝试我将在接下来的几章中介绍得更为全面、侵入性更小的治疗。始终从侵入性最小的治疗开始，如果它未能让你满意，可以再考虑进一步的治疗。

请谨记，不存在一种通用的解决方案能够应对所有人的衰老挑战。对某些人而言，额头上的皱纹是他们关注的焦点；而对另一些人，则可能是双下巴；还有人可能更关心老年斑。我并未提供一个统一的方案，而是将这些问题逐一剖析，并针对最普遍的衰老问题，分别给出了我的建议。我将阐释每种治疗的性质、效果，以及你能够期待的结果。

第二十章

老年斑、晒斑和肝斑

面部衰老问题的第一类是色斑,也就是老年斑、晒斑或肝斑。这些斑点在外观上有很大的差异,从浅到深,从平到凸,从小到大。它们有多种名称,包括雀斑、晒斑、老年斑、日光性雀斑和肝斑(尽管它们与肝脏无关,只是浅棕色的颜色可能与肝脏相似)。

晒斑通常是由于紫外线辐射导致黑色素细胞增加黑色素的产生导致的,这是一种保护皮肤的方式。像雀斑这样的小晒斑可以聚集形成更大的斑点。通常情况下,它们不会自行消失。如果你想去除它们,就必须采取积极的治疗措施。

特定的护肤霜能够减轻晒斑的明显程度。含有烟酰胺、曲酸或甘草根提取物等成分的皮肤美白产品,能够有效地使深色斑点变得不那么显眼。然而,这些产品可能需要6~8周的时间才能显现出明显的效果。建议将它们与去角质产品搭配使用,以增强其渗透力,从而加速效果的展现。

氢醌（已在第十三章提及）是目前已知的最有效的美白成分之一。然而，氢醌的使用也伴随着潜在风险，例如长期使用后突然停用可能会引起色素沉着的反弹，以及褐黄病，甚至在某些情况下，如在老鼠实验中观察到的，[222]可能与皮肤癌变有关。鉴于这些风险，我建议不要连续使用氢醌超过6个月。如果你愿意接受更温和的美白效果，那么避免使用氢醌会是更明智的选择。此外，氢醌在欧盟国家是被禁止使用的。

无论你是否考虑采用其他方法治疗晒斑，我都建议你定期使用安全天然的美白霜。它们可以帮助抑制色素斑，随着年龄的增长，色素斑似乎越来越多。不要忘记每天涂抹防晒霜，尤其是在阳光下。这绝对是防止不必要的色素沉着的最佳方法。

现在，让我们来谈谈诊所治疗晒斑的手段。

诊所治疗晒斑

医生在诊所对于色斑问题（如晒斑）的解决方案是使用强脉冲光（IPL），这是一种安全有效的方法。

IPL治疗可以针对色斑用高强度脉冲光破坏它们，导致色斑变暗甚至最终脱落。IPL治疗基本没有痛感，没有恢复期。一般每3~4周进行一次。为了达到最佳效果，通常需要进行多次治疗。

对于老年斑，还有其他治疗方法，比如化学换肤和激光治疗，但IPL治疗在安全性、效果和成本方面确实是最好的。实际上，我认为IPL治疗是医学美容领域中性价比最高的治疗之一。与众多其他治疗方法相比，IPL治疗的费用并不算高，尤其是与手术相比。此外，它提供了一种最自然的美容方式，因为在治疗过程中它不涉及任何毒素、酸或其他化学物质。仅仅是高强度的光作用于皮肤，就可以帮助改善肤色不均。IPL治疗有许多品牌名称（IPL只是通用术语），例如FotoFacial、Lumecca、Optima和BBL（指的是宽谱光，不要与另一个BBL——巴西提臀术混淆）。

第二十一章

下垂、凹陷和松弛

如果说除了皱纹还有什么最让人烦恼的话，那就是随着年龄增长，脸部出现的下垂、凹陷和松弛。重力似乎总是占上风，因为从眉毛到眼睛、嘴巴、下巴乃至颈部线条，都可能开始向下移动和凹陷。随着年龄的增长，我们的皮肤会变得松弛和下垂。这是生活中的一个事实。无论我们多么精心护理皮肤，这都会发生在所有人身上。

遵循我在本书中给出的逆转皮肤衰老的原则，我们可以减缓这一过程。你可能不会40多岁就需要处理皮肤松弛的问题，它可能推迟10年或20年才出现，但终因重力、遗传的缘故，衰老都会赶上，皮肤开始松弛。

即便世上最美丽的人也终将面临这一问题，罗伯特·雷德福（Robert Redford）、克里斯蒂·布林克利（Christie Brinkley）、丹泽尔·华盛顿（Denzel Washington）和米歇尔·菲佛（Michelle Pfeiffer）亦不例外。如果你钟爱的名人已年过六旬，但皮肤依旧紧致无松弛迹象，这并非因为他们拥有逆龄的基因或每晚涂抹橄榄油，而是他们可能已经采取了皮肤紧致或提升的医疗干预。在我看来，雪儿（Cher）、海伦·米伦（Helen Mirren），甚至汤姆·克鲁斯（Tom Cruise），都是收紧松弛皮肤的外科手术的成功案例（尽管我无法确认他们是否真的接受了手术）。

大多数人会注意到脸颊凹陷和颈部皮肤松弛，但是在我们的上眼睑和下眼睑、下脸部（形成下颌赘肉）、以及身体其他部位，比如胸部、手臂、腹部、大腿和臀部的皮肤，都可能出现下垂、凹陷和松弛的情况。

那么，除了手术，我们还能做些什么呢？不幸的是，答案并不是很多。这些多余的皮肤是无法用激光技术、化学换肤或注射肉毒杆菌毒素去除的。如果你的上眼睑下垂或下眼睑皮肤严重过剩，那么很遗憾，手术可能是你唯一的选择。

然而，这并不是第一选择。要知道，衰老是一个立体的过程。这是我很久以前在比弗利山庄做研究员时学到的。以前的整形手术是二维的，主要是把掉下来的东西抬起来。面部提升、颈部提升、脸颊提升、眉毛提升，等等。但是，如果你所做的仅仅是提升掉下来的东西，那么你就没有从三维的角度来治疗一个人的衰老。而第三个维度就是我们所看到的容积。

凹陷的面颊

研究显示，随着年龄的增长，我们的脸颊容积会逐渐减少，[223]

导致面容显得更加憔悴。这种容积的减少是由皮肤和皮下脂肪层变薄、骨骼萎缩，以及可能的肌肉萎缩等多种因素共同作用的结果。因此，恢复面部容积是逆转时间痕迹、让人看起来更加年轻的有效策略。

自2004年我开始执业以来，脂肪注射一直是增加面部容积的唯一有效手段。我们会从腹部、臀部或大腿提取脂肪，经过提纯处理后，再注射到面部容积减少的区域。这种方法的优势在于使用自身组织永久性地补充面部容积。然而，它的缺点是效果往往难以预测。尽管这是一项小手术，但它依然属于手术范畴。

在过去的10年里，我们已经研发出多种更为复杂的技术，通过注射填充剂来恢复面部的容积。尽管这些填充剂的效果不及脂肪持久（通常维持一两年），但它们提供了一种更为便捷的方式，帮助面部看起来更加柔和、饱满和年轻。

面颊是我们随着年龄增长失去容积的主要部位之一，适量注射填充剂可以非常有效地填充它们并提供微妙的提升。在我的实践中，我使用FDA批准的透明质酸注射剂（瑞蓝丽缇）、Restylane Contour和Juvéderm Voluma（乔雅登）来处理面颊。Restylane Lyft和Restylane Contour的效果大约持续一年到一年半，而乔雅登的效果平均持续一年半到两年。由于它们是基于透明质酸的，所以它们有一种解毒剂（透明质酸酶），以防填充剂注射不当或者你想去除它们。我强烈推荐使用钝头针头（一种用来输送填充剂的细管）进行面颊注射，以确保最大的安全性。

另一种丰颊的方法——Sculptra（注射用聚左旋乳酸填充剂）

也获得了FDA的批准，适用于面部皱纹的矫正。Sculptra由聚左旋乳酸构成，通常需要进行3次注射才能达到最佳效果。它能带来逐渐显现的变化，效果可维持2~3年。现在，我猜你可能在想："等等！尹医生不是曾经表示，所有非透明质酸基的填充剂都不在他的整体美容推荐名单上吗？"的确，我曾经这样说过。然而，Sculptra是唯一的例外。自21世纪初以来，它已被安全且有效地应用，只要操作谨慎且得当，风险是相当低的。

改善面颊外观的关键是避免过度填充！尤其是在好莱坞，有很多人拥有巨大的面颊，仿佛为冬天储存的坚果一般。这些所谓的枕头脸可能会看起来奇怪，像木偶一样。对于面颊（我想对于所有整形手术来说都是这样），少即是多。

太阳穴凹陷

太阳穴是脸部的一个部位，它常常被忽视或不被重视。随着年龄的增长，太阳穴往往会变得越来越凹陷，也会使面部看起来很憔悴。幸运的是，治疗方法相当简单。

注射填充剂是重塑太阳穴的最佳方法。我更喜欢使用聚左旋乳酸填充剂，因为它往往能创造出光滑持久的效果，但透明质酸填充剂也可以用来填充太阳穴，只要注射得非常深——肌肉下方和骨头上方。注射时，你会感觉医生好像在往你的大脑里扎针，但不用担心，你的颅骨会挡住它。

重新填充太阳穴确实能够对抗面部衰老，带来积极的效果，尤其是对于我们这些随着时间的推移面部逐渐消瘦的人。如果你正在考虑进行面颊注射填充，那么同时也不要忽视了太阳穴的填充。

双下巴

对于一些人来说，双下巴可能自婴儿时期起就一直存在，而对另一些人而言，双下巴是随着年龄的增长才逐渐显现的。如果你下巴下方有一块难以消除的脂肪，并且希望摆脱它，那么你无须考虑手术。唯一的例外是，双下巴伴随着皮肤松弛的情况。通常在50～55岁之后，皮肤开始松弛，仅去除脂肪并不能解决皮肤下垂的问题。如果你正在考虑进行双下巴整形手术，请务必记住这一点。然而，如果你的年龄未满50岁，并且颈部皮肤依然紧致，那么通过去除脂肪来重塑面部轮廓将是一个非常有效的方法。

Kybella是一种经FDA批准的注射治疗方法，可用于消除双下巴。它由脱氧胆酸组成，脱氧胆酸是消化道中天然存在的物质，基本上可以溶解脂肪。我经常用它来溶解双下巴的脂肪和身体其他部位的小块顽固脂肪。

Kybella溶脂治疗通常只需要10分钟，脱氧胆酸这种物质通过多次针刺注射到脂肪区域。注射后人会有相当强烈的灼热感，持续10～15分钟。恢复过程相对无痛，但是会出现肿胀，并可能持续4～6周。通常根据需要减少的脂肪量，我推荐通过2～4

次治疗来达到最佳效果。

Kybella溶脂治疗可使一些人产生明显的肿胀，而且价格昂贵，每次治疗约需1350美元，其效果是永久性的。

也有一些非侵入性的方法可以减少双下巴脂肪，比如CoolSculpting（酷塑）和SculpSure（塑可秀）。这些治疗方法虽然不像Kybella那样需要打针，但可以适度减少双下巴脂肪，只是效果不明显。需要注意的是，CoolSculpting有可能会增加你原本想要减少的脂肪。我曾经为一位有巨大双下巴的女士做过吸脂手术，她的双下巴就是因为之前做CoolSculpting造成的。这种风险非常低（1%，也许更低），但还是需要注意。

皮肤松弛

随着年龄的增长，下巴的轮廓会逐渐变窄并失去原有的饱满度。这正是随时间推移，下脸部和颈部容易出现松弛现象的原因之一。如果你对颈部或下巴线条的松弛感到担忧，那么请了解，没有什么比提升手术更能有效改善下脸部、腮部和颈部的松弛状况。然而，值得注意的是，这是一项需要较长时间恢复的手术，并且可能会留下永久性的疤痕。

如果你觉得这种方法不适合自己，你可以考虑通过在下颌角注射填充剂来增加失去的容积，从而塑造出更加尖锐的下颌线条，让面部轮廓看起来更加紧致。然而，主要的挑战在于，注射填充剂需要多次操作，并且效果通常不会持续超过1—2年。这表明，随着时间的推移，这可能成为一项相对昂贵的美容投资。

我采用Juvéderm Vollure、Juvéderm Volux和Juvéderm Voluma[①]来实现这一效果，当然，其他透明质酸填充剂也是可选的。这些方法带来的改变是微妙的，但它们足够明显。然而，对于那些面部轮廓较宽或丰满的人，这些方法可能不太适用，因为它们可能会导致面部轮廓显得过于夸张。因此，这更适合面部轮廓狭窄或长形的个体。

热疗对收紧下颌角有轻微的效果。当皮肤的胶原蛋白被加热到一定温度（41～42℃）时，胶原蛋白就会受损。当胶原蛋白愈合后，它会重新形成更紧密的纤维束，从而使皮肤更紧致、更光滑、更年轻。一般来说，治疗越积极，效果越显著。

温和疗法利用射频无痛加热深层皮肤，通常需要多次治疗，每次治疗间隔一个月左右。这些疗法包括Pellevé（单极射频）、ReFirme（双极射频结合光能）和Exilis（超频刀）。它们最适合皮肤轻度松弛的三四十岁的人群。

多年来，我一直认为超声刀（Ultherapy）是非侵入性紧肤的黄金标准。它利用超声波对皮肤深层进行加热。其效果通常比Pellevé和ReFirme等非侵入性射频治疗更为显著。虽然效果显著，但治疗过程可能相当痛苦，效果也因人而异。

射频微针（Radio frequency microneedling）是一种较新的、微创皮肤紧致的选择。像Fractora、Vivace、Morpheus8等设备

[①] 各种乔雅登系列透明质酸填充剂。——译者注

的针头会释放射频能量，导致胶原蛋白紧缩。这种治疗可以在诊所进行，只需一些局部麻醉，恢复期很短。这是目前我诊所中最受欢迎的治疗之一，我自己也做过几次。如果Morpheus8没有效果，那么我会建议我的病人要么接受松弛的皮肤，要么考虑手术。

使用玉石滚轮和刮痧石是否有用？

在过去的几年里，我意外地成为社交媒体上反对美容医学中错误信息的最突出的声音之一。这对我来说是可以接受的，因为我对美容治疗和美容产品有很多看法，我不喜欢看到人们被误导或欺骗。

这里有一个例子：我在网上常常看到展示如何使用玉石滚轮和刮痧石的视频。这些视频声称它们可以为人们带来一个尖锐的"紧致"的下颌线。我的粉丝问我："这些说法是真实的还是虚假的？"

他们想知道这些方法是否有效，它们真的能永久改变人的面部外观和结构吗？

让我们从刮痧开始说。

刮痧源于中医（TCM）。中医认为，人体内蕴藏着名为"气"的能量网络。当气停滞在某些部位时，人就会出现健康问题。刮痧石是一种形状特殊、边缘光滑的扁平石器，可以在皮肤上"刮"，轻轻按摩面部，改善气血运行。

这是中医的观点。但从西医的角度来看会发生什么呢？

当人们使用刮痧石对脸部进行按摩，特别是沿着皮下淋巴流动的方向进行时，能够帮助排出脸部多余的积液，促进血液循环。这种做法可能会带来短暂但有时显著的外观变化。因此，的确，它有可能让你在按摩后脸部看起来更加紧致。

然而，使用刮痧石进行面部按摩实际上并不会对脸部的结构造成永久性的改变。不论刮痧石的形状如何，单纯的按摩无法实现下巴的永久提升、颧骨的明显刻画、颈部深层脂肪的神奇消减，或是颈部皮肤的紧致收缩。

如果简单的按摩就能将身体某部分的脂肪移动到另一个地方，那么我会整天按摩我的腰间赘肉，直到它们移到……哦，算了。

那么玉石滚轮呢？

这个小巧的装置外观酷似油漆滚筒，它专为脸部按摩设计，尤其在下眼睑和下颌角区域使用最为普遍。也有人选择其他材质的滚轮，例如紫水晶、玫瑰石英以及黑曜石。新时代社区[①]的拥护者相信，这些不同的材质能够带来各自独特的益处。例如，紫水晶被认为能够抵御负能量的侵袭，而玫瑰石英则被认为能够传递爱意和积极的能量。

在实际应用中，玉石滚轮的操作方法与刮痧石极为相似，

---

① 新时代社区（New Age communities）指20世纪后期，特别是1960年代和1970年代出现的一系列多样化的精神和文化运动，其特点是注重替代性精神实践、整体健康和个人成长。——译者注

特别适合于轻柔地按摩皮肤，促进血液循环，缓解肿胀，尤其是针对下眼睑的浮肿。许多人习惯将玉石滚轮存放在冰箱内，使用前取出，以便享受冰凉的触感和淋巴按摩的双重益处。

关键在于期望管理。虽然刮痧石和玉石滚轮是维护皮肤健康的良好辅助工具，并且能够暂时减轻浮肿现象，但它们并不能带来皮肤的长期改善。如果你的目标是减少浮肿，使用这些工具是可行的，但请不要轻信那些夸张的宣传。这些宣传往往并不真实。

第二十二章

眼见为实

如果说面部哪个部位让我对岁月留痕感到不自信，那便是我的眼睛。我的眼袋是遗传所致，尽管我自己并没有眼袋，但在照片中能看到下眼睑的浮肿，它是我看起来比实际年龄老的主要原因。对你而言，可能是上眼皮、眉部或其他部位。无论如何，岁月的痕迹往往最先在眼周显现。无论你担心的是鱼尾纹、黑眼圈还是眼睑下垂，都存在无须手术的解决办法。

鱼 尾 纹

鱼尾纹，这些从眼睛向外扩散的细纹，是由于眼轮匝肌长期频繁眯眼所形成的。然而，它们真的代表负面意义吗？实际上，鱼尾纹与杜氏微笑紧密相关，而杜氏微笑被认为是真正幸福的微笑。尽管它们常与微笑和快乐相伴，但鱼尾纹却是人们最不愿见到的衰老迹象之一。

鱼尾纹的形成与眼周肌肉的长期反复收缩有关，加之皮肤逐渐变薄和老化，目前我们尚未掌握一种绝对有效的局部或非侵入性治疗方法。因此，预防鱼尾纹显得尤为重要。佩戴太阳镜是避免眯眼的有效方法，同时优质的太阳镜还能阻挡紫外线，而紫外线正是导致鱼尾纹形成的一个重要因素。

避免频繁地眯眼，有意识地努力做到这一点，也可以帮助减少皱纹。那些表情丰富的面孔更容易出现鱼尾纹。你最近有看到金·凯瑞（Jim Carrey）吗？他是一位才华横溢的演员，他丰富的表情让他赚了数百万美元，但也导致了他脸上出现了一些相当深的鱼尾纹。不过，总的来说，这也不算太坏的交换！

前面我提到过在家里使用红光疗法，虽然这不能消除鱼尾纹，但可以帮助预防和淡化鱼尾纹。使用含有视黄醇和/或胜肽或生长因子的抗衰老面霜，对于预防鱼尾纹的出现和延缓鱼尾纹的发展非常重要。

某些精华液也能显著改善鱼尾纹，尽管只是暂时的。使用后，这些精华液会变干，并留下一层紧绷的薄膜，好像胶水在皮肤上干掉的感觉，鱼尾纹会在几个小时内看起来更平滑。但请记住，一旦精华液失效，皱纹就会恢复原状。因此，如果鱼尾纹真的困扰着你，而你又希望得到更持久的治疗，那么应该考虑在诊所进行治疗。

对付鱼尾纹最有效的手段是注射肉毒杆菌毒素，或者选择其他神经毒素产品，例如Dysport（吉适）和效果更为持久的Daxxify（达希斐）。这些物质能够削弱导致皱纹形成的眼轮匝肌的活动。在通常情况下，注射后一周内即可见效，效果平均可持续三四个月，而Daxxify（达希斐）的效果持续时间则更长一些。其他在诊所进行的治疗则主要针对皱纹本身（症状），而非皱纹产生的根本原因（肌肉的反复收缩）。这些治疗方法包括微针、点阵激光和化学换肤等，虽然可能对改善有所帮助，但肉毒杆菌毒素注射在减少和抚平鱼尾纹方面，无疑更为高效且具有更高的成本效益。

黑眼圈和眼窝凹陷

要治疗黑眼圈，首先要弄清黑眼圈的成因。这样才能对症下药。

色素沉着

如果原因是色素沉着（这在原本肤色较深的人群中最为常见），那么使用局部皮肤美白产品是治疗黑眼圈的最佳方法。我推荐含有如曲酸、甘草根提取物和烟酰胺等成分的产品。将其与含有视黄醇的眼霜结合使用，可以增强渗透力，更快地获得更好的效果。

实际上，治疗面部任何部位的晒斑或老年斑，效果的显现都需要数月时间，且效果的显著程度取决于色素的深浅。即便经过数月，效果有时也可能不尽如人意。鉴于强脉冲光治疗靠近眼睛区域有风险，大多数医生都不会推荐在此处进行此类治疗。因此,总体而言,我建议持续使用美白和淡斑霜。虽然它们需要较长时间才能见效,但随着时间的推移,你应该能够看到改善。切记,防晒霜的使用同样不可或缺!

眼下皮肤薄

在其他情况下,黑眼圈是由眼下几乎透明的薄皮肤引起的,这种皮肤暴露了下面的深色血管。下眼睑的皮肤是身体上最薄的皮肤。在某些区域,皮肤只有几层细胞厚。下面的血管(通常是颜色为深红紫色的静脉)可能会使该区域看起来很暗。因为根本原因是皮肤变薄,所以治疗方法是使皮肤变厚,使其不那么透明,从而减少红紫色。

你可以使用含有视黄醇的面霜来针对性地改善皮肤,它能在6～8周内使皮肤变厚。但是,不要在敏感的眼睑皮肤上使用处方强度的维A酸!它的药效可能太强,会导致严重的刺激、干燥、脱皮,甚至使皱纹看起来更明显。相反,选择非处方视黄醇眼霜效果最佳。视黄醇眼霜的药效通常低于视黄醇面霜,而且可能更滋润。如果你的皮肤非常干燥,可以在视黄醇眼霜上再叠加一款好的保湿眼霜。

眼袋

眼袋可能会造成下眼睑的阴影,看起来像是黑眼圈。这是造成黑眼圈最常见的原因,而且它们往往是遗传的。如果你有这个问题,你的父母中可能有一个人也有同样的情况。正如我在本章开头提到的，我最不喜欢的衰老特征就是我的眼袋，我相信那是从我母亲那里遗传来的。眼袋是由眼眶内部的脂肪突出造成的，如果你摄入过多的盐分或者过敏或者哭过，下眼睑浮肿就会加重。

虽然避免摄入过多盐分和治疗过敏会对眼袋有所帮助，但唯一永久的解决办法就是手术。不过，你可以使用局部即时紧肤精华液来获得显著的改善（即使是暂时的）。这些是非侵入性治疗方法中真正能获得显著效果的，但平均效果只持续几个小时，所以记得随身携带一瓶，这样你就可以在化妆间里重新涂抹了！

松弛的眉毛

随着年龄的增长，我们中的许多人似乎变得更加忧郁。这可能是因为顽皮的孩子们总是不离开你的草坪，或者你前面的每辆车都以低于限速的速度行驶。但更可能的原因是，随着年龄的增长，重力导致我们的眉毛下垂。这通常会与眉间的川字纹结合，使我们看起来好像总是怒气冲冲的。

Botox（保妥适）（或其他神经毒素产品，例如Dysport和Daxxify）被广泛应用于适度提眉。对于那些眉毛下垂或眉形较为平直的个体，通过在特定区域注射肉毒杆菌毒素，可以实现拱形提眉。资深的整形外科医生、皮肤科医生以及专业的注射专家都精通此法，能够轻松地达到预期的美容效果。然而，如果你的眉毛天生较为弯曲，那么这种技术可能并不适合你。过度提眉可能会产生一种Cruella de Vil[①]样的邪恶面貌。我将这种眉毛形象地称为"肉毒杆菌眉",而我注意到许多名人似乎都拥有这样的眉毛。

超声刀(Ultherapy)是一种获得FDA批准的非手术式提眉疗法。该疗法聚焦超声波深入皮肤层,刺激胶原蛋白的收缩与新生,从而达到紧致皮肤和提眉的效果。与所有非侵入性提眉方法一样,其效果细微且因个人差异而异。值得注意的是,这种治疗过程可能会伴随疼痛,并且费用不菲,某些地区的治疗费用可能高达数千美元。

尽管皮肤紧致激光和射频技术在理论上能够紧实前额皮肤并间接提眉,但我个人认为它们的效果并不理想。你可以选择尝试,但变化可能非常微小,与超声刀相似,因此我不特别推荐。试试看吧,但要小心——最大的风险就是既没有得到预期效果,也损失了金钱。

[①] 迪士尼电影《101忠狗》中的反派角色,以残忍和对动物的冷酷态度著称,也以特征性的上提眉毛让人过目难忘。——译者注

第二十三章

细纹、眉间川字纹和抬头纹

提及面部老化，皱纹是大多数人脑海中浮现的第一个概念。许多人对此心生畏惧。它们是老化的显著标志，我发现人们会竭尽全力地去减少它们。皱纹通常始于那些在放大镜下才可能察觉到的细纹，随后演变为一些人相当为之烦恼的深纹。让我们从皱纹的早期迹象——细纹，开始探讨。

细　纹

细纹是多种因素共同作用的结果，这些因素包括阳光损伤、环境暴露、皮肤干燥、胶原蛋白和弹性蛋白流失，以及皮肤与肌肉的相互作用。如果你对细纹问题感到担忧，首要任务应当是悉心照料你的皮肤。实施恰当的护肤程序，是减少和预防细纹的关键。因此，请务必坚持这些护肤步骤，正如第十四章所详述的。细纹通常可以通过去角质或者移除表皮层来处理，这有助于减少细纹，使皮肤看起来更加光滑。

然而，还有一些方法可以进一步减少细纹。以下是一些在诊所可以进行的治疗，这些治疗可以产生明显的效果。

- **激光治疗**。老式的CO_2激光[①]治疗是平滑和恢复皮肤最激进的方法。这种激光治疗的问题在于它是剥脱性的，意味着它实际上会烧掉整个表皮层来实现这一效果。这自然会让人感觉像烧伤病人一样，出现渗液、红肿，并会有显著的疼痛和恢复期。

  较新的CO_2激光治疗是点阵式的，这意味着不是烧灼所有皮肤，而是只烧灼一小部分皮肤。目前，点阵激光是积极治疗细纹和皱纹的标准疗法。这些激光器有许多不同的品牌和名称，如Fraxel、Active FX、Deep FX等。恢复时间也有所不同，有些治疗需要一周或更长时间恢复。有时，根据激光的强度不同，你可能需要镇静剂或轻度麻醉才能忍受整个治疗过程。

  这些激光治疗可能相当昂贵（以千美元计），因为除了租赁激光器的费用外，你还需要支付医生费用。整形外科医生购买点阵激光器的费用通常高达10万美元，这笔费用会转嫁到病人身上。

- **化学换肤**。这是另一种有效平滑皮肤的方法。一般来说，

[①] 原书是CO_6激光，为减少国内读者困扰，我们翻译成大家熟悉的CO_2激光。
——译者注

换肤的力度越大，恢复时间就越长，效果也越明显。化学换肤的一个好处是，比激光治疗经济实惠。与购买和操作激光器的成本相比，化学换肤所需的耗材成本可低至10美元。虽然强效化学换肤的费用仍高达数百美元，但化学换肤仍可以被认为是一种替代点阵激光治疗的经济有效的方法。

苯酚换肤，作为最有力且效果显著的化学换肤方法，应当在经验丰富的整形外科医生或皮肤科医生的严密监督下进行。这是因为，不当使用高浓度的酸性物质可能会引发心律失常等严重后果。正如曾经流行的烧灼式的CO_2激光治疗，苯酚换肤也逐渐淡出人们的视线，因为医生和病人更倾向于选择刺激性较低的去角质方法。我个人不会进行苯酚换肤，因为我对此深感忧虑。在进行如此激进的治疗时，我怎能不担心病人是否会出现致命的心律失常呢？因此，我选择拒绝。

不过，在我的诊所里，我和我的团队会进行一些中等深度的化学换肤。我目前最喜欢的是ZO Controlled Depth Peel（ZO可控深度换肤产品），它使用蓝绿色染料来创造一种更均匀、更可控的换肤效果。病人会在一周后显现换肤效果，恢复过程完全无痛。ZO可控深度换肤产品唯一的缺点是，它使病人离开诊所时看起来就像绿巨人一样。

许多人在午餐时间进行换肤治疗，没有恢复期，也没有疼痛感。这些都是很好的治疗方法，可以适度地平滑皮肤，产生轻微的紧致效果。但效果是暂时的,大约每个月都要重复一次,以保持效果。整个换肤疗程的费用很少超过几百美元,具体花费和选择的治疗地点有关。

- **微针治疗**。你可能见过带微针的手持滚轮,当滚轮在皮肤上滚动时,会对皮肤造成轻微创伤。这些真皮滚轮刺入皮肤的深度非常小,通常不到1毫米,从而导致皮肤会暂时受伤。当皮肤受到有限损伤时,愈合过程会使胶原蛋白愈合得更紧致、更光滑。激光治疗和化学换肤也是通过相同的机制发挥作用。激光治疗是通过光能,化学换肤是通过酸性物质,而微针治疗则是通过微小的针刺。

手持式皮肤滚轮的问题在于,滚轮的圆形会导致打孔深度不同。因此,现在有几家公司生产手持式自动微针设备。这些设备可以进行校准,以达到非常一致的微针穿刺深度,从1毫米到2毫米,甚至更深。这样,医生或美容师就可以根据病人的要求,量身定制治疗方案。穿刺的深度越深,皮肤受到的创伤就越大,皮肤的变化也就越大。

现在,微针治疗与局部使用的生长因子结合在一起,可以达到更好的嫩肤效果。其原理是,微针治疗产生的微小穿刺可作为进入皮肤深层(真皮层)的通道。在微针治疗后立即使用生长因子精华,可使其渗透到皮肤深层,恢复皮肤活力。通过使用这种强效组合治疗,许多人的皮肤都发生了巨大的变化,皮肤变得更加光滑紧致,细纹减少。

一些医生将微针治疗与富血小板血浆(PRP)治疗相结

合。在这个过程中，医生或护士抽取病人的血液，将其离心，从红细胞中分离出富血小板血浆，然后将富血小板血浆注射在治疗过的皮肤上。富血小板血浆富含病人自身的全天然生长因子。

这不是你看到的那种所谓的血液面部护理。因为PRP已经去除了红细胞，它看起来更像是一种清澈的淡黄色血清。这是一种利用身体自身的再生特性来使自己恢复青春的方式。实际上，它是一个快速发展的抗衰老治疗类别（被称为再生医学）的一部分。

在医生诊所或医疗水疗中心进行这些微针疗法大约需要45分钟，治疗范围从费用200美元的浅层治疗到费用高达1000美元或更多的PRP治疗。除非是深层治疗，否则恢复期一般为一两天。如果你有唇疱疹病史，请务必告知医生或美容师，以便他们为你开具抗病毒药物，防止治疗后唇疱疹复发。对于所有强效激光治疗和化学换肤也是如此。

有一种相对较新的美容疗法，它将空心微针与神经毒素、填充剂等结合在一起。在我的诊所，我们称之为YPS Gold FillTox（YOUN整形外科黄金填充毒素）面部护理。这种先进的治疗方法在微针注射过程中使用金尖空心微针。这些空心针可以让嫩肤物质进入表层皮肤，而不是仅仅在皮肤表面涂抹生长因子。以下是我们实际注射的一些物质：

- **透明质酸填充剂**，由内而外滋润皮肤。

- **肉毒杆菌毒素**，有助于平滑皮肤，甚至缩小毛孔和减少面部出汗。
- **生长因子**，如前所述，可使皮肤恢复活力。
- **PRP**。它没有标准配方，因为每位医生都会根据自己的判断为病人匹配他们认为最佳的组合。一些医生不添加PRP，另一些不使用透明质酸填充剂，还有一些医生会添加更多成分。每个实践都是独一无二的。因此，它有不同的名称。

眉间川字纹和抬头纹

眉间川字纹是由于你在训斥孩子或小狗时做出严厉表情而产生的。这些皱纹是由肌肉运动产生的，我们称之为动态纹。鱼尾纹也是动态纹，是由于微笑或眯眼造成的。

抬头纹是额肌收缩造成的，额肌是前额的两块大肌肉，能将眉毛向上提。每抬一次眉毛，这些皱纹就会加深一点。治疗这些皱纹的最佳方法就是注射肉毒杆菌毒素，即将微量的肉毒杆菌毒素注射到产生这些皱纹的肌肉中。在一周内，由于肉毒杆菌毒素阻断了神经冲动，这些肌肉会变弱甚至瘫痪。这将使肌肉放松，皱纹看起来更平滑。肉毒杆菌毒素通常会在三四个月内消失，之后需要重复注射，否则皱纹会再次出现。你也可以尝试 Botox（保妥适）和其他品牌的肉毒杆菌毒素，如前面提到的 Dysport 和 Daxxify。后两者的效果与 Botox 非常相似，Daxxify 的效果可能会更持久一些。

如果你害怕注射肉毒杆菌毒素，没关系，这并不奇怪。它是一种强效的毒素，通过针头注射，针头刺入时可能会疼。但相信我，它并没有那么糟糕。我定期在我的眉间川字纹处注射肉毒杆菌毒素。当针头刺进时，你会听到肉毒杆菌毒素的"嘎吱嘎吱"声，这有点奇怪，但除此之外，我觉得其他没什么大不了的。

暴躁嘴、木偶纹和法令纹

接下来让我们看看嘴角的皱纹。暴躁嘴指的是嘴角下垂。嘴角下垂还有其他一些说法，如"臭脸综合征"和"苦瓜脸"。随着年龄的增长，遗传和地心引力会将我们的嘴角向下拉。经常皱眉可能会使这种情况更加严重。

我爷爷有嘴角下垂，我爸爸也有，现在我必须承认自己也有这种情况。你可能没有注意到，因为我故意避免在电视上或社交媒体上表现出来，但它就在那里。当我不笑的时候，嘴角就会下垂，这让我看起来就像小矮人中的暴躁鬼。我女儿常常会偷拍我，然后给我看。是的，我讨厌这样。那该怎么办呢？

肉毒杆菌毒素可以帮助改善下垂的嘴角。最简单的方法（除了微笑，我在上镜时会尽量微笑）是在拉下嘴角的肌肉（降口角肌）上注射少量肉毒杆菌毒素。通过注射肉毒杆菌毒素，可以削弱这块肌肉的力量，减轻其作用。这样就能使嘴角上扬。

对于只有轻微嘴角下垂的人来说，通常只需注射肉毒杆菌毒素即可。然而，如果下垂情况比较严重，那么仅靠注射肉毒杆菌毒素可能无法解决问题。在这种情况下，通常需要注射填充剂来提升嘴角。

最适合嘴角下垂的填充剂的选择，取决于多种因素，包括嘴角下垂的严重程度、皮肤的厚度，以及是否伴有木偶纹。对于皮肤较薄且嘴角下垂不严重的状况，通常推荐使用较精细的透明质酸填充剂，如 Restylane Refyne、Restylane Silk 和 Juvéderm Volbella。而对于皮肤较厚且嘴角下垂较为严重的状况，可能更适合使用具有强劲提升能力的较厚的填充剂，例如乔雅登系列 Juvéderm Ultra、Juvéderm Ultra Plus、Juvéderm Vollure、Restylane 和 Restylane Defyne。应由你的整形外科医生、皮肤科医生或专业注射师来决定最佳填充剂的选择。

木偶纹是从嘴角延伸到下巴的垂直沟纹，深浅不一，有的非常细小且表浅，有的深且严重。木偶纹通常伴随着嘴角下垂一起出现。治疗这些皱纹的最佳方式是注射填充剂。填充剂的选择取决于木偶纹的深度。对于较细小、较表浅的木偶纹，我推荐使用较精细的填充剂，而对于较深、较严重的木偶纹，使用更具提升能力的较厚的填充剂效果更好。

上唇和下唇的垂直线通常被称为"吸烟者纹"，尽管最终几乎我们所有人都会出现这种情况，但吸烟者肯定比非吸烟者更早出现这些纹路，而且通常更深。当口轮匝肌收缩时，它能让你撅起嘴唇、吹口哨、亲吻和吸吮吸管。频繁做这些动作，理论上也会导致你产生更多的吸烟者纹。所以，别再和你的爱人亲吻那么多了！开玩笑的！这可能会发生，但爱情远大于皱纹。

像所有衰老问题一样，治疗口周皱纹最有效的方法是针对导致这些皱纹产生的口轮匝肌，通过避免噘嘴、吸烟以及使用吸管和瓶子饮水来防止其收缩，来预防口周皱纹的发生。然而，一旦你有了这些皱纹，那么通过肉毒杆菌毒素来解决就是唯一有效的方法。

一些医生会向口轮匝肌注射少量的肉毒杆菌毒素，以防止其收缩。虽然从理论上讲这是有效的，但现实生活要复杂得多。嘴巴是用来活动的，当肉毒杆菌毒素限制了嘴巴的活动时，可能会让人看起来不那么自然和正常。想象一下说"water"这个词时，你需要撅起嘴巴来发出"w"的声音。如果你不能发出"w"的声音，你会怎么发音？那样子肯定很怪。

因此，除非注射非常谨慎，否则我不赞成在嘴巴注射肉毒杆菌毒素。口周皱纹是那些我建议你治疗症状（皱纹）而不是根本原因（口轮匝肌的收缩）的区域之一。因此，最有效的治疗方法是通过打磨来平滑皱纹。这可以通过皮肤整平术和微针来进行物理治疗，通过化学换肤来进行化学治疗，或者通过点阵激光来实现治疗。

所有这些治疗方法都以这样或那样的方式去除或损伤皮肤表层，使皱纹变得不那么深，皮肤看起来更光滑。它们都需要一定的恢复时间，从1天到10天不等，通常恢复时间越长，变化越大。如果口周皱纹很深，可以通过注射填充剂进行治疗。有几种精细的填充剂（Restylane Refyne、Restylane Silk、Restylane Kysse

和Juvéderm Volbella）可以非常有效地填充较深的口周皱纹。

尹医生的小贴士：了解面部注射的风险

在我执业的早期，有一位20多岁的女性来找我做鼻唇沟填充注射。她不喜欢这些皱纹影响她的样子，所以她开了两个多小时车来到我的诊所。正当我要给她注射时，大楼里的电源突然中断了。我告诉她我们不得不重新安排时间，但她恳求我继续治疗，因为她已经等待了很长时间。

我不太情愿，但我还是带她走到窗边（为了光线更好一些），给她注射了一针。两天后，她打来电话，显得非常担忧，因为她的鼻子完全失去了血色，且伴有剧烈的疼痛。我无意中将填充剂注射进了她的面部动脉，导致部分面部组织缺血或供血不足！

幸运的是，通过我迅速而积极的处理，大部分填充物被分解了，从而避免了永久性损伤。我们真的非常幸运。如果处理不及时，情况可能非常糟糕，她可能失去部分鼻子和上唇的组织。

这是一个非常极端的病例，也是我从业18年来唯一一次在注射后发生如此严重的情况。不过，这也提醒了我，在为病人注射时一定要谨慎。如果你考虑注射填充剂，这里有一些保证你安全的建议：

1.请注射医生使用透明质酸类填充剂，如Restylane或Juvéderm产品。这些产品有一种解毒剂（透明质酸酶），如果出现并发症，它可以分解填充物。

2.为了安全起见，尽可能要求注射医生使用钝针而不是锐针。钝针的针头可以降低不慎注射到血管的风险。我对这个病人使用的是锐针，钝针在当时还没有得到广泛使用。

3.确保你的注射医生经过全面培训，并接受过真正的整形外科医生或皮肤科医生的培训。要谨慎选择医疗美容中心，因为它们可能没有经验丰富、具备成功治疗并发症知识的医生。

最后，法令纹（经常与木偶纹混淆）是从鼻翼两侧延伸到嘴角的沟纹（而木偶纹是从嘴角向下延伸）。法令纹通常被称为笑纹，尽管大多数人一想到法令纹就笑不出来。

这些皱纹是由于皮肤和面部深层结构之间的连接而形成的。随着年龄的增长，脸颊下垂，这些沟纹会变得更深。与动态皱纹相比，这些皱纹被认为是静态皱纹，因为它们不是由肌肉引起的，而且在任何时候都存在（尽管它们可能会在微笑和皱眉时加重）。随着年龄的增长，法令纹是最常见的美容问题之一，与眉间川字纹和颈部下垂并列。

注射填充剂是治疗法令纹的最佳方法。因为这些皱纹基本上都是皮肤上的深沟，注射填充剂可以有效地将深沟推平，使法令纹变浅。这项手术的关键在于使用足够的填充剂。大多数填充剂（如Juvéderm和Restylane）都以1毫升一瓶出售。一瓶填充剂只能修饰最浅的法令纹。如果你的法令纹非常严重，你需要考虑使用两瓶甚至三瓶填充剂来达到以下效果,否则结果可能会令人失望。

对于较浅的法令纹,我常用的填充剂有 Juvéderm Ultra、Juvéderm Vollure、Restylane 和 Restylane Defyne。对于较深的法令纹,我更倾向于使用更厚、提升能力更强的填充物,如 Juvéderm Ultra Plus 和 Restylane Lyft。

如果你决定进行法令纹填充手术,我有必要告知:务必确保医生采用钝针而非锐针进行操作。法令纹的顶端附近分布着一条重要血管。一旦填充剂不慎注入该血管,你可能会面临严重的并发症风险,包括但不限于疤痕形成、鼻部或唇部部分功能丧失,甚至有可能导致失明。确实,这是个严重的警告,请务必重视。

最后的建议是,我注意到现在注射鼻唇沟以填充法令纹的频率已经大大减少。我发现,通过注射填充剂来丰满和提升脸颊,通常能够改善法令纹,甚至有时可以避免直接对法令纹进行处理。因此,如果你正在考虑同时注射脸颊和法令纹,建议首先从脸颊开始。

然而,我必须再次强调,若你能够先打下健康饮食、健康生活方式以及皮肤护理的良好基础,那么这些治疗——包括可能的痛苦、风险、恢复期和费用,实际上是能够避免的。只有在你已经尽力做好这些基础工作之后,以我的观点,你才可以考虑采取这些更为激进的治疗方法。

第二十四章

嘴唇更丰满,牙齿更洁白

除了皱纹,许多人感到不满意的身体部位还包括他们的嘴唇和牙齿,所以让我们来谈谈这些。首先,是一个即使(或者特别是)在年轻人中也非常流行改变的部位:薄唇。

丰唇,让嘴唇更年轻

随着年龄的增长,我们的嘴唇确实会变得越来越薄,而青春和性感与嘴唇的丰满度密切相关。想想安吉丽娜·朱莉(Angelina Jolie)、斯嘉丽·约翰逊(Scarlett Johansson)和碧姬·芭铎(Brigitte Bardot)。她们都拥有(或曾经拥有)丰满的嘴唇,许多人都想模仿她们。薄薄的嘴唇会让很多人联想到《蜘蛛侠》中梅姨那样的老太太。(我对在电影中扮演这个角色的可爱女演员没有任何冒犯之意。)

在人体所有组织中,嘴唇无疑是最柔软的部位。因此,任何旨在美化唇部的方法都应确保嘴唇保持其自然的丰润感。如果你选择了唇部美容手术，那么你需要确保手术结果能够经受住所谓的"亲吻测试"。想象一下，当有人亲吻你时，对方是否会感觉像是在亲吻一个真实的、柔软的嘴唇？如果感觉像是在亲吻一个硬邦邦的替代品，那么很遗憾，你没有通过"亲吻测试"，这意味着你的唇部美容手术并未达到预期效果。那么，怎样才能确保通过这一测试呢？关键在于选择一位经验丰富的注射医生，并且避免注射过量的填充剂。

丰唇的普遍方法之一是注射填充剂。我倾向于将填充剂比喻为"液体皮肤"。通过将填充剂注入唇部边缘，可以暂时性地增加唇部的丰满度。目前，最流行的填充剂之一是胶原蛋白。有消息称，女演员芭芭拉·赫希（Barbara Hershey）在拍摄1988年上映的电影《海滩》（*Beaches*）期间，可能使用了这种填充剂进行唇部美容，而那时FDA刚刚正式批准胶原蛋白用于美容治疗。

胶原蛋白效果不错，但持续时间不长。事实上，大多数情况下只能维持2~4个月。唇部注射是我们进行的最痛苦的注射之一，谁会愿意每隔几个月就做一次呢？我不会！我的大多数病人也不想。

如今，我们使用透明质酸。它的持续时间更长（大多数人可持续6个月或更长），如果你对它不满意，有一种溶解酶几乎可以立即将它溶解掉。

如果你正在考虑唇部注射，我推荐以下几种透明质酸填充剂。如果想获得更柔和、更微妙的效果，可以考虑 Juvéderm

Ultra、Juvéderm Volbella、Restylane Refyne、Restylane Kysse 和 Restylane Silk。如果想要更显著、更持久的效果，可以考虑 Juvéderm Ultra Plus、Juvéderm Vollure、Restylane Defyne 和 Restylane-L。

> **明星们的鱼唇**
>
> 如果你所需要的只是一个能让嘴唇丰满的好外科医生，你可能会好奇为什么这么多好莱坞明星看起来嘴唇不自然——你也可能会想知道如何防止"鳟鱼嘴"或"鸭嘴"发生在你身上。
>
> 不自然的嘴唇最常见的原因是改变了自然的唇部比例。下唇应该比上唇大50%。不知为何，许多人希望他们的上唇比下唇大。这种自然唇部比例的颠倒使人们看起来像鸭子。对鸭子嘴说不！

如果你觉得注射疗法过于激进，你可以考虑采用局部疗法来暂时性地丰满唇部。市面上有许多产品以丰唇膏/唇彩套装的形式出现。这些产品通常含有辣椒或肉桂等刺激成分，能够轻微地使唇部肿胀。使用后，你可能会感到轻微的刺痛和灼热感，但这种效果通常只会持续一两个小时，之后唇部就会恢复原状。然而，这短短的一两个小时或许正是你所需要的，比如在约会或朋友聚会上。随身携带随时涂抹，直到活动结束。待唇部恢复自然状态，也没人会察觉到任何异样！

记住，最好使用天然成分的产品。如果你不确定某些成分对皮肤是否安全，可通过环境工作组（EWG）网站查询。

你也可以在家自制简单的丰唇液。以下是我的DIY配方。

尹医生的DIY丰唇配方

在普通唇彩中滴入一两滴有机食品级的薄荷油（不是薄荷精油，是做菜用的那种）。盖上盖子，摇晃几下，然后将唇彩/薄荷油混合物涂抹在嘴唇上。

在理想情况下，你可能有轻微的刺痛感，感觉凉爽且提神。如果几分钟后你还没有感觉到任何刺痛，就再加一滴，摇晃均匀后再次涂抹。当你觉得恰到好处时就停止。如果你涂抹后嘴唇开始灼热，就扔了它，下次减少薄荷油的用量。

牙齿更洁白，笑容更灿烂

牙齿是我首先注意到的某人的特征。它们是白色的、整齐的、年轻的吗？或者它们是棕色的、不整齐的、有污渍的？随着年龄的增长，牙齿会接触到各种各样的东西——咖啡、茶、红酒、黑巧克力——所有这些都是有益的（适量食用），我不想让你停止享受它们！相反，照顾好牙齿，让它们看起来年轻，可以参考以下建议。

拥有美好、洁白笑容的第一步是确保你的牙齿健康。你的饮食在其中扮演了重要角色，由于我在前面的章节已经讨论过这个话题了，现在让我们来看看牙齿护理。

牙膏

刷牙的主要目的是清除牙齿上的碎屑和擦洗掉一天在牙齿上形成的薄膜（牙菌斑），随着时间的推移，牙菌斑会硬化成黄色的牙垢。一般来说，牙膏在这方面做得很好。最受欢迎的品牌包括高露洁、佳洁士和其他品牌，它们都含有防止龋齿的氟化物和产生泡沫的十二烷基硫酸钠。少量的十二烷基硫酸钠可能是安全的，但目前已知它对皮肤有刺激作用。

对于整体医学领域的从业者而言，牙膏中氟化物的使用一直是个备受争议的话题。自20世纪40年代中期开始，氟化物被引入饮用水中，旨在降低蛀牙发生率，尤其是对儿童群体。自那以后，蛀牙的发病率确实逐年降低，许多人因此将这一成就归功于饮用水中的氟化物。然而，正如2016年《哈佛公共卫生杂志》（*Harvard Public Health*）所发表的一份报告指出的，即便在那些饮用水中没有添加氟化物的国家，蛀牙的发病率同样以相似的幅度持续下降。

2014年的一份报告将氟化物定义为一种可能危害儿童发育的神经毒素，[224] 2017年的一项研究发现，孕妇接触氟化物可能导致其子女的认知评分降低。[225] 如果氟化物含量过高，可能导致氟骨症，从而对骨骼和关节造成伤害，包括增加老年人骨折的风险。

然而，许多团体都支持在水中添加氟化物。事实上，美国疾病预防控制中心（CDC）将水的氟化列为20世纪十大公共卫生成就之一。然而，越来越多的研究表明，氟化物与癌症风险增加、[226]痤疮、[227]和氟斑牙（一种牙釉质受到不可逆损害的疾病）有关。[228]

那么，你是否应该使用含氟牙膏呢？我的回答是肯定的。多数牙医认为氟化物是高品质牙膏不可或缺的成分。然而，我认为我们的饮用水中可能并不需要额外添加氟化物。毕竟，你不会吞下你的牙膏（或者至少不应该这么做）！同时，请记得每餐后和睡前都要使用牙线清洁牙齿。我必须承认，在使用牙线方面我做得不够好。如果你和我一样，那么至少尝试每晚睡前使用牙线。

牙齿歪斜

如果你在童年时期经历过牙齿不齐的问题，可能已经尝试过佩戴牙套矫正了。然而，有些成年人可能从未进行过牙齿矫正，或者在成年后牙齿出现了不整齐的情况。如果你正面临这样的状况，现在开始矫正牙齿仍然为时不晚。我建议你考虑使用隐适美矫正器（Invisalign）。这是一种根据你的牙齿状况定制的矫正器，能够逐步引导牙齿排列整齐。每隔两周，牙医会为你更换一个新的矫正器，以确保牙齿逐步达到理想的整齐状态。整个矫正过程大约需要一年或更短的时间，虽然效果显著，但费用可能相对较高。

褪色或不规则

如果你有一颗变色的牙齿，或者牙齿有缺口、形状不规则，或者牙齿整体色泽和形状不如你所愿，牙医或牙科专家有多种方法可以使你的笑容更加完美。

- **粘贴**。粘贴是一个简单的过程，但不那么持久。它是治疗少数（几颗）问题牙齿的理想方法。将树脂涂在牙齿上，然后打磨成理想的形状。如果牙齿歪斜或形状不佳，则可以将树脂涂于整颗牙齿上，使其看起来完全不同。粘贴效果可持续3~5年。
- **瓷贴面**。如果你想拥有完美、整齐、亮白的牙齿外观，你可以考虑瓷贴面。大多数拥有完美牙齿的名人都用的这个。瓷贴面需要两次就诊。第一次就诊时，会将牙齿的前表面磨薄，并制作一个模型。牙医会在你的牙齿上涂上黏合剂，以保持美观直到下一次就诊。

当你再次就诊时，就会被贴上永久性的瓷贴面，通常是贴在牙齿的前面，以达到美容效果。只在可见的前牙部位贴面可以节省费用。瓷贴面可以使用20年，而且一般不会染色。不过，它们的价格非常昂贵。

在选择瓷贴面颜色时，我建议选择稍微偏黄的白色。当瓷贴面太白时，它们看起来不自然。如果你看到你某个名人有着不可能那么白、完美、笔直的牙齿，那么几乎可以肯定它们是瓷贴面、牙冠或牙套。

牙冠或牙套

如果你想更进一步使牙齿达到完美的状态,你可以选择做牙冠或牙套,尽管这是一个相当激进的方法。基本上,这会磨掉牙齿的60%～70%,然后在牙齿的小残余部分上覆盖瓷或金属,或者两者的结合。与通常只贴在牙齿前部的贴面不同,牙冠会包裹整颗牙齿。然而,与贴面相比,牙冠或牙套会使你失去相当于2～4倍的自然牙齿量。

考虑做牙冠或牙套的最佳理由是牙齿受到了严重损伤,如磨牙或根管治疗。由于牙冠的侵入性太强,除非绝对必要,否则我不建议做牙冠。

顺便说一下,有一次我去看牙医,问他们有什么美白特价。我只花了99美元就做了一次激光治疗,然后还买了一支过氧化氢涂抹笔,我可以在家里用这支笔把过氧化氢涂在牙齿上。牙医看了我的牙齿后告诉我,虽然激光和过氧化氢会有帮助,但她建议我应该考虑戴上牙冠。

当时,我不知道什么是牙冠,就听她向我推销这些东西。后来,当我发现它们会锉掉原来的牙齿时,我感到非常震惊。我的父母在我小时候花了数千美元在我的牙齿上,包括戴牙套,以及随后做的正颌手术。想到一个牙医竟会推荐我毁掉我的牙齿,只为给我一个假的微笑,这真的让我很生气。当然,这只是我的看法。

美　白

牙齿变色或泛黄是牙医咨询中极为普遍的问题，毕竟我们都曾羡慕电影明星那（看似）无瑕的洁白笑容，并期望自己的牙齿也能拥有同样的光彩。现在你已经了解，许多拥有完美笑容的名人其实借助了贴面、牙冠或牙套等手段，你或许仍对那些虽无法赋予你像明星般闪耀光泽的牙齿，却能显著改善牙齿色泽的简易美白程序很期待。这些程序包括从家庭自我护理到诊所专业治疗，后者效果更为显著，当然，费用也相对更高。你可以考虑以下基本美白选项。

- **牙膏。**最有效的美白牙膏有佳洁士3D炫白和高露洁光感闪亮美白牙膏等。这些牙膏具有磨砂作用，能够将牙齿上的污渍擦洗掉。长期使用这些较为强力的牙膏存在一些担忧，因为它们可能会对牙釉质产生不良影响。[229]因此，我不建议长期使用这些牙膏。

  活性炭牙膏也很受欢迎。活性炭能非常有效地吸附和捕捉有害物质，并将其排出体外。这就是为什么它可以治疗药物过量，也能有效去除牙齿表面的污渍。这些牙膏的主要问题与其他具有强烈美白效果的牙膏一样：具有磨损性。虽然其磨损性比某些美白牙膏要小，但过度使用可能会对牙釉质造成永久性损伤。

  由于这些原因，我主要推荐的美白牙膏是活性炭牙膏，但只建议在非常有限的时间内使用——只要时间足够长,就能看到牙齿的明显美白效果。首先,咨询你的牙医,你的牙釉质是不是比较薄,如果是,对你来说就不适合使用具有磨砂作用的产品。确保你使用的活性炭牙膏不会过于粗糙。

- **美白牙贴**。美白牙贴(如佳洁士3D炫白牙贴)与家用美白牙托或牙科诊所美白一样有效。每天佩戴一次,每次30分钟,一周内就能看到效果。这种产品使用过氧化氢,可能会刺激牙齿和牙龈,导致牙齿敏感,这种敏感通常是暂时的,但对有些人来说可能会持续好几个月。这些牙贴一般只覆盖前6颗牙齿。
- **家用美白牙托**。你可以从牙医那里获得美白牙托,在家里使用。牙医会为你的牙齿制作一个模子,将模子送到专门的实验室,然后制作出与你的牙齿相匹配的美白牙托。你将过氧化氢溶液放入牙托,然后戴上过夜,大约两周时间。我在使用这种家用美白牙托时遇到的主要问题是过氧化氢对牙龈的刺激。

不过,还有一个不错的选择,那就是将活性炭涂抹在牙齿上(而不是刷在牙齿上)。Primal Life Organics公司开发了一种活性炭牙胶,可以放在美白牙托里,以更安全、刺激性更小的方式美白牙齿。这是一个非常有趣的概念!将其与由蓝光和红光组成的LED光疗相结合,牙齿会发生更大的变化。有研究表明,将LED光疗与过氧化氢结合使用,牙齿的颜色会有明显改善。[230]

- **牙科诊所美白。**牙科诊所有许多治疗方法可以让你的牙齿变白，从结合牙托的LED光疗到冷光牙齿美白，再到贴面或牙冠，这些都不在本书的讨论范围之内。如果你想让牙齿更白，那么按照我上面介绍的步骤去做，可能会得到明显的美白效果。

据估计，2022年美国人在牙齿美容方面的花费达到300亿美元。在我看来，拥有美丽不老笑容的关键是尽可能保持口腔和牙齿的天然健康。希望我在本章建议的小窍门能帮你节省开支，同时让你拥有整齐洁白的牙齿。

第二十五章

养　发

大约一年前，我和我的妻子以及孩子们前往波多黎各，进行了一次我们期待已久的旅行。我们正在雨林中参观，正当我准备从悬崖跳入下方的水域时，我的妻子突然惊呼："你的头顶开始脱发了！""什么？这不可能！"

我曾经自豪于自己那浓密的黑发。尽管我的笑容中带有口香糖的气息，经常皱着眉头，眼袋也早早地出现，但至少我拥有乌黑的头发。如今，这一切已成过去。我感到恐慌，仿佛正经历着中年危机的逼近。那天晚上，我让女儿为我的头顶拍摄了一张照片，照片清晰地揭示了我的担忧：我的头顶开始露出头皮了。

我迅速采取了行动。我执行了本章将要与各位分享的几个步骤。在告诉大家我具体采取了哪些措施之前，请允许我先解释一下针对头发稀疏问题的几个全面解决方案，以便正在经历和我一样困扰的你能够有所了解。

社会对女性和男性的头发都有着苛刻的要求。人们希望女性有浓密、闪亮的头发，但身体其他部位则不宜有太多毛发。男性也被期望保持浓密的头发，胸毛可能会被认为有吸引力，也可能不会。但是背部的毛发呢？绝对不可以有。一些男性名人让我们相信秃头可以很性感，前提是得拥有道恩·强森（Dwayne Johnson）的身体、布鲁斯·威利斯（Bruce Willis）的魅力或安德烈·阿加西（Andre Agassi）的天赋才华才能驾驭它。糟糕，这些我都没有。这足以让一个头发有问题的人感到绝望。

幸运的是，这些传统的观念终于开始改变，人们开始更加自信地接受他们所谓的不完美。女性自豪地展现灰白发丝，男性自豪地展示秃顶。然而，当女性开始经历脱发甚至秃顶时（这种情况比你想象的更为普遍），人们仍然会投来异样的眼光，这可能会伤害她们的自信心。

我期待着未来有一天，那时外貌在社会中的重要性不再被过分放大。但在那一天到来之前，我希望能协助你应对可能影响你自尊心的任何毛发问题，特别是那些与年龄增长相关的挑战。

这里有一个有趣的现象。当激素水平发生变化时，我们的头发也会随之改变。你是否曾经观察到，在青春期或怀孕期间，你的头发会变得更加浓密、颜色加深或变得更加卷曲？而随着更年期的到来，头发可能会变得直顺、细软。随着年龄的增长，无论是男性还是女性，都会经历一定程度的脱发，几乎每个人都会在生命的某个阶段长出白发。（虽然定期光顾美发沙龙可以解决这些问题，但你可能需要越来越频繁地去美发才能维持效果。）

头发和皮肤一样，通过适当的内外部护理可以得到显著改善，并且延缓衰老的过程。让我们看看都有哪些方法。

由内而外治疗脱发

实际上，压力可能引发一种名为休止期脱发的暂时性脱发状况。[231]通过管理你的压力，这种状况是可以逆转的。请参阅第十八章，获取减少压力的建议，包括我个人偏爱的一些方法，例如做瑜伽和冥想。

饮食习惯同样会对头发的质量产生影响，尤其是蛋白质的摄入量。那些改变饮食习惯并减少蛋白质摄入的人（例如那些转向植物性饮食但未注意营养平衡的人），可能会发现他们的头发变得稀疏。幸运的是，这种情况也是可逆的：增加蛋白质的摄入，包括植物性来源如坚果和豆类，你的头发应该会开始重新生长。

其他营养物质的缺乏也会影响发质和导致脱发。如果你缺乏生物素、锌、硒、铁和维生素C、D、B_{16}以及其他营养素，那么你的秀发可能就不会像原来那样浓密。补充这些营养素和其他营养素可以帮助头发变浓密。如果你患有甲状腺疾病，在服用生物素补充剂之前一定要与医生沟通，因为它可能会改变某些甲状腺血液检测的结果。

那么，怎样才能知道服用哪种营养补充剂可以改善营养缺乏问题呢？你可以咨询营养学家或整体医学医生来检测你的营养水平，也可以考虑服用针对脱发的综合营养补充剂。我最喜欢的，你可能已经听说过它，就是Nutrafol。Nutrafol专为处于人生各个阶段的男性和女性配制日常营养补充剂。他们的研究表明，每天补充至少3个月后，头发会明显生长。另一种比较流行的针对脱发的营养补充剂是Viviscal，但其知名度不如Nutrafol。

非那雄胺（Finasteride），又称"保列治"（Propecia），是一种男性处方药，对男性脱发也有帮助。它通过减少体内激素双氢睾酮（DHT）的含量，促进头发的生长。它不适用于女性，如果我在本章分享的其他更自然的疗法效果不好，我才会推荐给男性使用。

脱发可能是由一种名为斑秃的自身免疫病引起的。这是一种头发成片脱落的情况，通常大小和形状类似于一枚25美分的硬币。每个人脱发的数量和部位都不尽相同。女演员贾达·平克特·史密斯（Jada Pinkett Smith）勇敢地分享了她与脱发斗争的经历。与因衰老和营养不良导致的脱发不同，斑秃通过临床治疗，如皮质类固醇注射，有可能得到改善。如果你的头发成片脱落，我强烈建议你咨询皮肤科医生。

由外而内治疗脱发

使用米诺地尔（Rogaine）是家庭治疗脱发的简便方法之一。这种外用药物在多数药店，包括大型超市均有销售。最初，它只有5%浓度的男性专用药和2%浓度的女性专用药，但如今也推出了5%浓度的女性专用药。它被证实是有效的。但是，如果你不想在头皮上使用药物呢？

还有很多自然疗法用于治疗脱发，然而，唯一拥有一定科学支持的可能是应用迷迭香精油。一项针对100名病人的研究表明，将迷迭香精油涂抹于头皮上，其治疗脱发的效果与米诺地尔相当。[232]尽管在治疗3个月时，两组（使用迷迭香精油组和使用米诺地尔组）均未发现毛发显著增加，但在治疗6个月后，两组的毛发均出现了相似的增加。不过，使用米诺地尔的病人报告头皮瘙痒程度高于使用迷迭香精油的病人。

因此，如果你有兴趣尝试一种自然疗法来治疗脱发，迷迭香精油或许是一个值得考虑的选择。你可以将5滴迷迭香精油与一茶匙的基底油（例如椰子油或荷荷巴油）混合使用，或者将其添加到洗发水中。市面上也有现成的含有迷迭香精油的洗发产品。千万不要将精油未经稀释直接涂抹在头皮上，因为高浓度的精油可能会引起头皮刺激。

另一种真正有助于头发生长的外用产品是由一家名为Hair Prescriptives的公司研制的，该公司由我的整形外科导师之一，史蒂文·林格勒（Steven Ringler）博士创立。他们研发的高效Ekakshi油复合活性头皮精华护理产品，含有从菲律宾一种极为稀有的独眼椰子中提取的Ekakshi油。经验证，它能显著改善头发的密度、质地以及发量。此外，该产品富含多种天然营养成分，能够提升头皮的血液循环和氧气供应，同时滋养毛囊。

通常人们会尝试各种旨在改善脱发的热门产品，但这些产品的有效性往往缺乏充分的科学研究支持。这并不代表这些产品完全无效,而是它们尚未像米诺地尔和迷迭香精油那样得到广泛研究。这些方法包括应用具有抗炎和抗氧化特性的精油类,例如将椰子油、蓖麻油和薰衣草油直接涂抹于头发,使用淘米水洗发,以及在头皮上使用微针滚轮。

此外,你还可以在米诺地尔和/或外用迷迭香精油的基础上,结合各种治疗方法和护理程序,来达到更佳的效果。让我们进一步探讨这些方法,因为它们能够显著改善脱发状况。

低能量激光疗法,是一种无痛且非侵入性的头发生长刺激方法。与用于除皱或脱毛的激光不同,低能量激光不会产生热量,因此得名"冷激光"。这类设备通过向毛囊和头皮提供能量并促进血液循环,从而支持线粒体(细胞的能量工厂)的功能,推动头发生长周期的启动。[233]众多研究显示,低能量激光疗法在治疗脱发方面具有显著效果。然而,这种疗法的设备价格不菲,且可能需要6个月甚至更长时间才能观察到明显效果。市面上的一些知名品牌包括HairMax LaserComb、Capillus和iRestore,价格通常在300美元以上。

富血小板血浆(PRP)注射是一种促进头发生长的微创方法。治疗开始时,技术人员会抽取你的血液,然后放在离心机中旋转,分离出富含血小板和生长因子的血浆,再将这种富含血小板的血浆注射到头发稀疏的头皮部位。

一项针对776名接受PRP注射治疗女性脱发的荟萃分析发现,与对照组相比,治疗后头发密度有显著改善。[234]尽管需要进一步的研究来了解这种治疗方法的工作原理,但我们知道它确实是有效的。大多数医生建议每4～6个月重复治疗以维持效果。费用可能会有差异，但不便宜。你可能需要花费500美元或更多用于每次头皮的PRP注射治疗。

本章中的所有治疗方法都能帮助头发稀疏的人，但如果某个地方完全没有头发，它们就无法发挥作用。如果你的头发不是稀疏的，而是完全脱落了，那么唯一真正可能的选择是手术，特别是植发手术。然而，如果你在那些问题区域仍然有一些细软的头发在生长，那么结合我刚刚描述的治疗方法可能会对你有所帮助。

我如何解决自己的脱发问题

那么，当我察觉到头顶的发丝日渐稀疏时，我是如何应对的呢？

我决定停止使用任何药物，无论是非处方药还是处方药。我渴望以自然的方式解决我的头发稀疏问题，但仅限于采用那些经过临床验证的方法。

首先，我必须缓解压力。作为一名外科医生，压力总是如影随形，我总是担心我的病人，不断思索如何确保他们安好。这是无法回避的，所以我必须寻找其他途径来减轻我的压力。那就是通过冥想和瑜伽！

其次，我开始服用Nutrafol男性保健品。尽管我已有针对皮肤、头发和指甲健康的保健品，但我仍希望尝试一种专门针对促进头发生长的保健品。我每天服用4粒，并且搭配一勺YOUN Beauty胶原蛋白补充剂，每天早晨将其融入我的热饮中。目前，我并未在本章提及使用胶原蛋白补充剂来改善头发稀疏的问题，因为据我了解，目前尚无科学研究明确评估胶原蛋白补充剂对头发生长的帮助。然而，胶原蛋白补充剂含有丰富的氨基酸，这可能对头发的生长有益。

第三，我开始采用iRestore专业生发系统进行低能量激光治疗。我佩戴了一个配备有282个激光器和LED灯的头盔，每隔一天接受25分钟的治疗。治疗期间，头皮会有轻微的发热感，但除此之外，我并无其他不适感。

第四，我开始每天使用含有迷迭香精油的洗发水洗头。

就这样，我没有选择其他治疗方法。4个月后，我开始注意到我的头发变得浓密了一些。这种改善是缓慢而稳定的，到现在已经快一年了，我发现我的头发确实比最初发现脱发时浓密了40%。

最近我对方案做了一些改动，可能会让我自然地获得更好的效果。现在，我用Nutrafol品牌头皮净化洗发水和护发素来洗头，而不是用迷迭香精油洗发水。我还使用了高效Ekakshi油复合活性头皮精华护理产品。同时也考虑PRP注射治疗，不过还没有下定决心。

我坚信，我在本章中分享的所有方案都能帮助大多数人改善脱发的问题。这对我也有帮助！

随着本书即将落幕，我希望我已经向你呈现了一些有趣的知识，帮助你了解了如何进一步提升自体年轻化的进程。在探讨了众多技术性议题之后，让我们回归现实，审视生活中真正重要的事情，特别是当我们谈论到生活、衰老以及如何使自己的人生感到充实和有价值时。

第二十六章

真正重要的事情

在这一章的结尾,请允许我向你表达我最后的思考,关于人生中真正至关重要的事物:你所珍视的人、你所建立的联系,以及你作为独特个体,在这世界上度过的短暂而激动人心的时光里对他人所产生的影响。这一切都与你在镜中所见无关,它可能与你的内心世界紧密相连,包括你的内在目标和身心健康。

在工作之余,我努力使我的生活充满意义。你或许会惊讶,我的一大爱好是救助狗狗。我和我的妻子致力于帮助那些难以找到归宿的老年犬,这对我们而言是极其有意义的事情。

与动物共同生活,你或许会对衰老有全新的认识。动物们活在当下,随着岁月的流逝,它们的生理机能可能会逐渐减退,但它们并不会沉溺于这种忧虑之中。它们所关注的,据我观察,主要是它们的社群、所依赖的人类、奔跑的愉悦,或是享受一顿美食,以及对一个优质咀嚼玩具的满足。它们不会对着镜子自省,即便它们偶尔照镜子,我确信它们不会因为几根灰色的毛发而顾影自怜。

数年前，我们救助了一只名叫萨米的12岁混血狗狗，给它起了个昵称Num Num，因为它的牙齿被拔掉了许多。我们是在一个动物收容所的地下室发现萨米的，它蜷缩在一张小床上，身上散发着浓烈的尿骚味儿。它患有膀胱结石，刚刚从一群大型流浪狗的攻击中恢复过来，它的前主人因为男友不喜欢而遗弃了它。萨米的一生充满了连续的创伤。

我们将萨米带回家，为它换了一张舒适的新床。同时我们很快发现，由于在医院里度过了漫长的时光，它已经不懂得定点定时排泄大小便了。于是，我们开始为它更换尿布，一天要更换好几次。在最初的几个月里，萨米显得非常胆怯和紧张。它不信任我们，甚至想要逃跑。

然而，就在某一天，它似乎松了一口气。萨米意识到，它回到了一个充满爱的家。从那天起，它就像变了一只狗。它成了我见过的最快乐的小家伙。它开始跟随我四处走动，在我的腿上或脚边安然入睡。每当我们给它食物时，它都会对我们露出微笑，欢快地摇摆尾巴，仿佛在说："谢谢你们给我食物！"它很喜欢散步和坐车兜风。

在我们收养萨米不到两年后，我发现它的脖子上长了一个肿块。经过诊断，萨米被确诊为甲状腺癌。在接下来的几周里，我们陪伴它度过了一个又一个喘息和咳嗽的夜晚，最终我们决定让它平静地离开。第二天，萨米看着我的脸，在我的怀抱中安详地离世，泪水顺着我的脸颊滑落。尽管它在短短的14年生命中承受了太多的痛苦和磨难，但在我的记忆里，它始终保持着小狗般的纯真与活力。直至今日，我心中唯一的遗憾是未能更早地遇见它。

对于狗狗老去的方式我深感钦佩，它带给我很多启发。狗狗的生活态度和衰老过程充满了简单与纯粹。我始终在向它们学习，不断汲取智慧。陪伴它们度过暮年，是我在这个世界上努力行善的一种方式，也是我对那些在有限生命里，给予亲人无尽爱意的动物们的一种报答。

实际上，我们无法阻止那些不可避免的事情发生。然而，既然我们都渴望爱与被爱、行善积德、生活充实，那么唯一能帮助我们更好地实现这些愿望的，就是尽可能保持身体健康。这样，随着年龄的增长，我们也能保持良好的感觉，从而更长久地维持年轻的状态。这将赋予我们追求激情和照顾他人的能量，直至我们自己需要被照顾的那一天——如果幸运且拥有健康的生活方式，这一天将不会很快到来。记住，我们要关注的是健康寿命，而不仅仅是寿命的长短。(Remember, think health span, not life span.[①])

我希望，当我走到生命的终点时，穿过帷幔，我走过一座长满青草的山丘，看到一群熟悉的毛茸茸的朋友（包括我的 Num Num）朝我跑来，吐着舌头，摇着尾巴，迎接着我。也许在那之后，我还会见到那些先我而去的亲人和朋友，这一切让我觉得，

[①] 记住这句话，这是抗衰老医学新贵——长寿医学的核心理念，抗衰老专业人士为之终生奋斗的信念及准绳。——译者注

我在人世间的时光过得很充实。

我们唯一能确定的就是当下，而这在很大程度上是你可以掌握的，即便你并不总是这么认为。我建议你充分利用现在的时光，从内到外照顾好自己的身体，这样你就能过上充实的生活，并明白世界会因为你的存在而变得更加美好。

至于衰老呢？好吧……一旦你启动自体年轻化过程，你曾经认为的衰老问题就迎刃而解了。你需要做的就是好好活着，直到你该离开的时候。

愿每一位读者福寿绵长，青春永驻。

致　谢

感谢艾米（Amy），你现在是，将来也永远是我遇到的最好的爱人。

感谢爸爸妈妈，感谢你们对我无条件的爱。

感谢丽莎（Lisa）和迈克（Mike），当然还有克里斯汀（Kristen）。感谢你们一直在我身边。对我来说，你们就是整个世界。

感谢吉姆（Jim）和派（Py），感谢你们支持我。

感谢温迪·谢尔曼（Wendy Sherman），真不敢相信，这是我们合作的第4本书了，一路走来，感谢你在无人问津时给我机会。

感谢约翰·格林（John Glynn）和出版社的各位。能成为你们的作者之一，是我莫大的荣幸。感谢你们对我和这本书的信任。

感谢伊夫·亚当森（Eve Adamson），再也找不到比你更优秀的写作伙伴了。我非常感激你。

感谢布莱恩·史密斯博士（Dr.Brian Smith），没有我们一起的努力，我不可能完成4本书的出版。

感谢我所有的朋友，包括格林维尔（Greenville）的队员们蒂姆（Tim）、克里斯（Chris）、鲍勃（Bob）、安迪（Andy）、道格（Doug）和兰德尔（Randall）。感谢你们为我的事业提供的各种支持。

感谢我的大家庭，包括Youn家族和Kim家族。感谢你们这些年来的支持。

感谢维珍（J. J. Virgin）、夏博克（Summer Bock）和卡罗尔（Karl K），感谢你们对我的信任，并担任出色的商业导师。没有你们的指导和建议，就没有今天的我。

感谢肖恩·塔森博士（Dr.Shawn Tassone）、杰瑞·贝利博士（Dr.Jerry Bailey）和纳特·克林戈迪斯博士（Dr.Nat Kringoudis）。谢谢你们支持我，谢谢你们的欢声笑语。期待一起改变世界！

感谢卓琳·布莱登博士（Dr.Jolene Brighten）、凯丽雅·彼得鲁奇博士（Dr.Kellyann Petrucci）博士、爱丽莎·宋博士（Dr.Elisa Song）、玛丽·克莱尔·哈维博士（Dr.Mary Claire Haver），以及我在思维共享合作社（Mindshare Collaborative）的所有朋友，我只想说非常感激你们，也深受你们的启发。

感谢安德烈亚·利文斯顿（Andrea Livingston）提供的所有美味食谱。你的才华无与伦比。

感谢TikTok和Instagram影响力博主，瑞奇·布朗博士

（Dr.Ricky Brown）和克里斯蒂安·苏比奥博士（Dr.Christian Subbio）。你们的留言给了我极大的灵感和鼓励。感谢你们的无私，让我们一起引领医疗保健的社交媒体吧！

感谢林妮娅·托尼（Linnea Toney）和我的团队。感谢你们对我的信任。期待未来！

感谢YOUN整形外科的团队，你们让我看上去很棒，你们是最棒的整形团队。

感谢我在社交媒体上粉丝们，你们的评论、点赞、分享和自拍对我来说意义非凡。

感谢我过去和现在的病人，感谢你们信任我，让我成为你们的医生。没有你们，就没有现在的我。

最后，致丹尼尔（Daniel）和格蕾丝（Grace）。你们要永远努力拼搏，尊重他人，心地善良，尽全力爱他人。作为你们的父亲，我感到无比自豪。

附录A

Young for Life食物清单

这些食物具有滋养、清凉、紧致或疗愈的功效,许多食物还能达到不止一种甚至所有上述功效。这份清单综合了本书列出的所有Young for Life食物。

水果

苹果	杏(干的或鲜的)

香蕉(尤其偏绿色的,以获得抗性淀粉)

黑莓	蓝莓
哈密瓜	樱桃
柑橘	蔓越莓
醋栗	葡萄柚
葡萄(红的,绿的)	猕猴桃
芒果	甜瓜
油桃	橘子

木瓜	桃
梨	菠萝
芭蕉	李子
石榴	覆盆子
牛油果	草莓
西瓜	大黄

蔬菜

朝鲜蓟	芝麻菜
芦笋	甜菜叶
甜菜	西蓝花
芥蓝	抱子甘蓝
南瓜	卷心菜
胡萝卜	花椰菜
芹菜	羽衣甘蓝
黄瓜	茄子
豆薯	甘蓝

绿叶蔬菜（颜色越深越好）

韭菜	生菜
蘑菇	秋葵
橄榄	洋葱
欧芹	豌豆（绿色）

辣椒（所有类型，辣的或甜的，特别是红色、橙色和黄色

品种）

土豆（特别是黄色的和紫色的）

葱　　　　　　　海藻

青葱　　　　　　菠菜

红薯　　　　　　番茄酱

番茄　　　　　　芜菁叶

芜菁　　　　　　西葫芦

谷物

大麦（只要不对麸质过敏）

麦麸谷物

糙米

糙米蛋白粉

小麦粉（只要不对麸质过敏）

玉米（和玉米饼），全麦（最好是有机的）

燕麦片，燕麦卷或钢切燕麦（如果对麸质过敏，请选择经认证的无麸质品种）

爆米花

藜麦

黑麦（只要不对麸质过敏）

全麦面包和其他全麦产品，如意大利面、玉米饼等（只要不对麸质过敏）

野生稻

药草、香料和巧克力

巧克力：黑巧克力（可可含量超过70%）、生可可、可可碎

药草：所有新鲜和干药草，尤其是干迷迭香、百里香、牛至、罗勒、欧芹和香菜

香料：所有香料，尤其是姜黄、生姜和肉桂

鸡蛋、肉类、家禽、海鲜（尽可能是草饲的、牧养的或野生的）

鸡蛋和蛋清，最好是牧养的鸡

各种鱼类，尤其是脂肪含量高的冷水鱼，如三文鱼、鲭鱼和沙丁鱼，以及鳕鱼、大比目鱼、罗非鱼和白鱼等瘦鱼

野味，如野牛、水牛和麋鹿

家禽，包括鸡、火鸡

红肉（瘦肉部分），各种类型，如牛肉，猪肉和羊肉

各种贝类，包括虾、牡蛎、螃蟹和龙虾

豆类/植物蛋白

杏仁酱	杏仁奶
杏仁	黑豆
黑眼豆	巴西坚果
利马豆	白豆
腰果酱	腰果奶

腰果	奇亚籽
鹰嘴豆	毛豆（最好是有机的）
亚麻籽（磨碎的）	绿豆
榛子	鹰嘴豆泥
腰豆	扁豆
夏威夷豆	澳洲坚果
白豆	坚果和种子
豌豆蛋白粉	花生酱
花生	山核桃
开心果	南瓜子
芝麻	荷兰豆
有机大豆	开裂豌豆
葵花籽	有机/非转基因豆腐
核桃	

脂肪和油类

牛油果油	草饲黄油
草饲酥油	橄榄油

发酵食品

开菲尔	韩式泡菜
康普茶	乳酸发酵腌菜
味噌	酸菜

有机天贝

酸奶（乳制品，或植物酸奶如用大豆、杏仁或椰奶制成的酸奶品种）

饮料

黑可可

黑咖啡，最好是有机咖啡

抹茶

适量红酒

茶，尤其是绿茶、白茶和伯爵红茶

加速衰老的食物清单

如果你想延缓衰老，这份应避免或限制食用的食物清单是从本书中的几份清单中整理出来的。

烧焦的食物

糖果

谷物：不以纤维为主的冷早餐谷物

玉米粉

常见乳制品

油炸食品

果汁

果酱和果冻

大多数包装零食

意大利面，白色

糕点（蛋糕、饼干、松饼等）

椒盐卷饼

咸味食品

碳酸饮料

各种形式的糖

含甜味剂和添加糖的饮料

甜茶

糖浆

玉米片

植物油和种子油（玉米油、大豆油、菜籽油、葵花籽油等）

白面包、面包卷、百吉饼、玉米饼、松饼和大多数烘焙食品

白米饭

附录B

尹医生认可的护肤品牌

在本书中，我提到了许多护肤品，我鼓励你从自己信任的公司购买。在这里我跟大家分享一些我个人熟悉和信任的护肤品牌。

尹医生认可的护肤品牌

由于我并不熟悉市面上的每一个品牌，因此这份清单并不能完整列出我认可或可能认可的所有护肤品牌。不过，如果你正在寻找与我的YOUN Beauty产品不同的护肤品，这些公司都是不错的选择。请记住，这份清单并不是对这些品牌可能销售的任何产品的认可，因为其中一些公司的个别产品仍可能含有对人体有害的成分。在购买任何产品之前，还请务必仔细查看成分表。

注意：这里列出的品牌是按字母顺序排列的，而不是按我的喜好排序。

大品牌：

Clarins	Depology
Dr. Brandt Skin Care	Drunk Elephant
La Roche-Posay Murad	Murad
The Ordinary	Vichy

医疗级品牌：

YOUN Beauty	Skinceuticals
ZO Skin Health	

天然和精品品牌：

Acure	Anne Marie Skin Care
Biossance	Cocokind
Dr. Whitney Bowe Beauty	goop Beauty
Selfless by Hyram	Tata Harper
The Spa Dr. Skin Care	True Botanicals
Versed	Youth to the People

附录C

我为什么要创建自己的护肤品和营养补充剂？

几年前，我意识到我所学到的关于整形外科实践的基本原则是错误的。作为一名年轻的外科医生，我一直被灌输的思想是，手术的目的是把病人送进手术室，手术越大越好。然而，手术总是伴随着并发症的风险，其中最严重的并发症就是死亡。正因为如此，我意识到目标应该恰恰相反。我的目标应该是让人们远离手术室，把整形手术作为最后的手段。

我必须找到更好的办法。

那么，我怎样才能做到这一点呢？我怎样才能在不动刀的情况下让人们对自己的容貌感觉更好？于是，我开始潜心研究这个问题。

经过多年的研究，我确定了实现真正的美丽和青春容颜的最佳途径，那就是采用综合、全面的方法让时光倒流——这就是自体年轻化的原理，而不是传统的方法，因为传统的方法可能会让人猝不及防地接受昂贵且危险的手术。正如你在本书中所看到的，这种整体方法的两大基础是营养和皮肤护理。

虽然健康均衡的饮食是良好营养的基石，但适当、优质的营养补充剂也能起到重要的辅助作用。医学研究表明，适当的营养补充剂可以由内而外地滋养你的皮肤。这就是我创立YOUN Beauty营养补充剂的原因。

但皮肤健康并不仅仅停留在营养方面。市场上充斥着各种护肤品，它们承诺可以紧致、提升皮肤，甚至"比肉毒杆菌毒素还要好"。其中许多产品都充斥着对人体有害的成分和添加剂，如苯甲酸酯、邻苯二甲酸酯、甲醛释放剂和过量香料。虽然这些产品可以使皮肤恢复活力，但长期使用可能对健康不利。

另一方面，许多天然护肤品确实避免了使用上述可能有害的成分，但它们大多又不含真正有效的成分，也不会让你的皮肤看起来更年轻或更健康。因此，你可能会觉得自己不得不在有效但含有潜在有害成分，或是天然但使用后皮肤没有任何改变之间做出选择。

所以，我创立了YOUN Beauty护肤品，只为打造两全其美的产品。YOUN Beauty护肤品采用高品质的天然有机成分，并含有经过科学验证有效的成分，如维生素C、视黄醇和透明质酸等。YOUN Beauty护肤品适合所有肤质，且不含任何有害物质。所有利润的一部分将捐赠给奥克兰郡的HAVEN，这是一个为家庭暴力幸存者提供庇护和资源的机构。能够一起支持这样一项有意义的事业，我倍感荣幸。

如果你想尝试我们的YOUN Beauty产品，下面是每种产品的介绍以及如何获得这些产品的信息。

Youn Beauty护肤品

绿茶洁面乳。这是一款多功能保湿洁面乳,适合所有肤质,尤其是干性和熟龄皮肤。甘菊、芦荟、黄瓜和日本绿茶成分可舒缓、轻度紧致皮肤,并焕发皮肤活力。

卸妆洁颜油。葡萄籽油和南瓜油能温和地去除脸部一天的污垢、碎屑和彩妆,同时不带走皮肤的天然油脂。和绿茶洁面乳配合使用,能实现真正的双重清洁。

绿茶爽肤水。这款卓越的爽肤水含有罗望子籽萃取物和芦荟成分,可滋润皮肤;洋甘菊成分可镇静皮肤;日本绿茶成分可保护皮肤表面。它可以为使用抗氧化和抗衰老面霜做准备。

CE抗氧化精华液。这款维生素C精华液含有20%浓度的抗坏血酸磷酸酯钠(SAP),可提供最高形式的活性的、生物可利用的维生素C。当与抗氧化维生素E结合使用时,可产生协同作用,舒缓和恢复皮肤活力。

透明质酸+益生菌精华液。该产品能滋养皮肤,为皮肤补充水分,使皮肤焕发青春光彩。透明质酸是一种天然保湿剂,能帮助皮肤保持水润,增强弹性。添加的益生菌有助于支持皮肤微生物群的健康平衡,使皮肤看起来和感觉更加滋润。

视黄醇保湿霜。这是所有保持年轻的护肤方案的基石。强效的抗氧化剂混合物与视黄醇相结合,其功效足以抚平皱纹,但又足够温和,适合每天使用。

视黄醇眼霜。强效的抗氧化剂和保湿成分混合物与视黄醇相结合,可减少眼角细纹、皱纹,其中的咖啡因成分可立即产生紧致效果。

高级去角质霜。这款温和而有效的去角质霜用于去除表皮层的角质,使皮肤表面焕然一新,看起来和摸起来都会更光滑、更紧致、更细腻。

多肽+补骨脂酚保湿霜。使用这款组合保湿霜有助于减少细纹和皱纹。肽支持胶原蛋白的生成,改善皮肤的整体质地和肤色。补骨脂酚(Bakuchiol)萃取物具有与维A酸相似的抗氧化和抗炎特性。

镇静抗氧化保湿霜。这款舒缓保湿霜含有大量抗氧化剂,可抵御自由基和氧化作用。这款面霜质地轻盈舒适,即使是最干燥的皮肤也能保持水润柔滑。

亮白霜。这款面霜专为淡化色素沉着、褪去晒斑而设计,让疲惫的皮肤重现光彩和透明感。透明质酸能为皮肤补充水分,曲酸和有机甘草根提取物能淡化色斑,均匀肤色。

YOUN Beauty营养补充剂

胶原蛋白补充剂。这款水解胶原蛋白粉由3种专利胶原蛋白肽混合而成,不仅能改善老化皮肤的外观,还能支持骨骼和关节健康。它没有味道,可以很容易地混入冰沙、奶昔、咖啡以及其他食物和饮料中。我建议在早餐的奶昔中加入一勺。

全效美容蛋白粉。这是帮助你保持肌肉的最佳选择，它可以促进脂肪代谢，保持皮肤年轻。易消化的蛋白质来自非转基因、北美种植的黄豌豆，可提供多种氨基酸，包括重要的支链氨基酸（BCAA）。

支持皮肤、头发的混合维生素。这种混合维生素专门为支持头发、皮肤和指甲的胶原蛋白而配制。它可以替代日常的多种维生素。

基础抗氧化剂。这款营养补充剂采用独特配方，含有白藜芦醇、姜黄素和槲皮素等强效抗氧化剂，可为整体健康提供支持。

ω-3脂肪酸。这是一种重要的营养补充剂，有助于整体健康和皮肤美观。它经过分子蒸馏和过滤来确保纯度，并最大限度地去除金属、杀虫剂、多氯联苯和其他污染物。

希望你喜欢YOUN Beauty护肤品和营养补充剂。

扫码获取

参考文献